21世纪医学英语系列教材

蔡 郁 夏毓敏 总主编

医学英语
词汇记忆法

A Coursebook for Medical Terms

（第二版）

主 编 李洪伟
编 者（按姓氏笔画排序）
　　　丁春生　刘 兰　朱蕾蔓
　　　宋 萍　汪 媛　袁 远
主 审 唐清里 蔡 郁

南京大学出版社

图书在版编目(CIP)数据

医学英语词汇记忆法 / 李洪伟主编. — 2 版. — 南京：南京大学出版社，2018.9(2023.3 重印)

21 世纪医学英语系列教材 / 蔡郁，夏毓敏总主编

ISBN 978 - 7 - 305 - 20429 - 6

Ⅰ. ①医… Ⅱ. ①李… Ⅲ. ①医学－英语－词汇－记忆术 Ⅳ. ①R

中国版本图书馆 CIP 数据核字(2018)第 140222 号

出版发行 南京大学出版社
社　　址 南京市汉口路 22 号　　　邮　　编 210093
出 版 人 金鑫荣

丛 书 名 21 世纪医学英语系列教材
总 主 编 蔡　郁　夏毓敏
书　　名 医学英语词汇记忆法(第二版)
主　　编 李洪伟
责任编辑 李 杰 沈 洁　　　　编辑热线 025 - 83592123

照　　排 南京开卷文化传媒有限公司
印　　刷 南京百花彩色印刷广告制作有限责任公司
开　　本 787×1092　1/16　印张 9　字数 220 千
版　　次 2018 年 9 月第 2 版　2023 年 3 月第 6 次印刷
ISBN　978 - 7 - 305 - 20429 - 6
定　　价 27.00 元

网　　址:http://www.njupco.com
官方微博:http://weibo.com/njupco
微信服务号:njupress
销售咨询热线:(025)83594756

前　言

　　随着医学科学进步,我国医学从业人员在国际医学领域学术交流活动中日益活跃,而医学术语对医学从业人员阅读医学文献以及进行国际交流造成的阻碍愈发突显。让我们欣慰的是,繁杂的医学术语的构成存在着较强的规律性,掌握这种规律则使得短期内较好地掌握医学术语成为可能。20世纪80年代中期,唐清里先生以他几十年在医学院校从教的经验,根据医学英语词汇的记忆规律,编写了一本《英语医学词汇构词规律及记忆练习》,为学生们学习医学英语词汇提供了方便。今天,我们在新一代学生中试用了这本书,受到学生的欢迎。由于这本书已经脱版,在唐清里先生的建议及授权下,我们重新编写了这本医学英语词汇教材,以期提高医学从业人员对医学术语构成规律的认识,为进一步自学医学英语夯实基础。

　　本书为突出医学英语术语的构词成分,即前缀、后缀、词根的介绍和分析,并遵循记忆规律,编写了相应构词练习;每讲中词根词缀都加注了国际音标及释义,便于拼读和记忆。本书的特点:① 在构词成分的安排上做到由简入繁、由熟知生。② 适当的重复,循序渐进,让本书读者能温故知新并及时巩固,符合记忆的特点。③ 独具特色的组合练习设计有较强的实用性与可操作性,举一反三,更加直观,有助于读者融会贯通,有效地提高读者辨析医学术语的能力。

　　学习完这本书,读者可熟练掌握约 2 000 个医学词汇。

　　本书共 21 讲,我们保留了唐清里先生主编的《英语医学词汇构词规律及记忆练习》中的部分内容,但对练习做了部分修改,以期活泼多样,符合现代学生的习惯。这点得到唐清里先生的赞赏。有 8 讲是这次我们增加的:内容涉及眼睛、嘴、鼻、生殖、颜色、数量、方位,覆盖面广,保证了本书读者阅读英语医学文献的基本需求;头两讲针对医学从业人员感到头痛的语音问题进行分析,以及围绕医学术语的词源进行探讨,以期让本书的读者对医学术语有一个更深刻、直观的认识;最后一讲总结了医学英语学习中常见的问题。

　　我们以多本医学辞书为基础,对医学词汇收集并加以整理,确保所选术语及其汉语释义准确、规范、实用。本书有助于增强读者对医学词汇的识读能力。

　　本教材的编写得到唐清里先生无私热情的支持,我们真诚地对先生表示感谢。本教材也是全体编者与编辑人员共同合作的成果,对他们的辛勤劳动表示敬意。同时本书也需在教学实践中不断完善,真诚希望同行专家及本书的使用者多提宝贵意见,指出不足,以便我们修订提高。

　　本书承唐清里先生、蔡郁女士审阅,并提出宝贵建议,在此深表谢忱!

编　者

2018 年 7 月

Contents

英语术语的发音规则

中国学生在"说"的方面往往不尽如人意,究其根本,主要有两点原因:单词的发音和重音的掌握。错误的发音导致说出来的英语不能被 native speakers 所理解,甚至被误解。医学术语大量来自于希腊语和拉丁语,词汇构成复杂,单词拼写较长,而且派生词众多而冗长,很难记忆;其发音对医学学生来说更是一大难题,使大多数学生不敢开口。事实上,医学英语中大量引入的希腊语和拉丁语反而使发音更加有规律,掌握其规律能有效地帮助医学学生更有效地学习医学英语。

1. 音节

音节是指以元音为主体而构成的发音单位,如 e, so, pha, gus 分别都是一个音节。在一个词中,有几个元音因素(不是元音字母),就有几个音节,出现在词尾而且不发音的"e"则不构成音节。音节是词的构成单位,一个音节通常由一个元音音素加上一个或者几个辅音音素构成。单独一个元音或者元音字母也可以构成一个音节,如 i, a 等。

1.1 重读音节和非重读音节

根据发音的强弱,音节可以分为重读音节和非重读音节。重读音节指的是单词中读音特别响亮的音节。用音标标记双音节、多音节词的读音时候,应使用重音符号。重读音节以外的音节属于非重读音节,发音时要弱读。单音节词多数是重读音节,标记读音时不需要使用重读符号。重读音节有两种:主重读音节和次重读音节。主重读符号为[ˈ],次重读符号为[ˌ]。如 enterology(肠病学)[ˌentəˈrɒlədʒɪ]中,[ˌen]为次重读音节,[ˈrɒ]为重读音节,其他的是非重读音节。多音节里,如果次重读音节在前,主重读音节在后,通常要把次重读符号标注出来;如果主重读音节在前,次重读音节在后,后面的次重读符号往往被省略。

1.2 开音节和闭音节

在音节中有两种特殊类型的音节:开音节和闭音节。了解其发音规律,对准确发音很有帮助,并有益于准确读出未知词汇。开音节是指以元音结尾的音节。在重读开音节中元音字母时一般读它们在字母表中的音,即它本身的读音,也就是说 a 读作[eɪ],i(y)读作[aɪ],o 读作[əʊ],u 读作[juː]或者[uː];如果在元音字母后有一个辅音字母(r 除外)与一个不发音的字母 e,也是开音节,这个元音字母也发它本身的音,如 name,fine。以一个或几个辅音字母(r 除外)结尾而中间只有一个元音字母的音节,称为闭音节,如 map,desk,is 等。在重读的闭音节中元音字母读做短元音。

2. 辅音字母的读音

辅音字母的读音主要是受到希腊语的影响,基本与英语单词辅音的发音一样,只有极少数字母和字母组合有特殊的发音。

2.1 单独辅音字母的读音

(1) c 在 a,o,u 和辅音字母前时发音为[k],如 cardiac[ˌkɑːdɪˈæk],control[kənˈtrəʊl];在 e,i,y 前发音为[s],如 placenta[pləˈsentə],cyst[sɪst]。

(2) g 在 a,o,u,i 和辅音字母(n 除外)前发音为[g],如 gastral [ˈgæstrəl],gastritis [gæˈstraɪtɪs],glucose [ˈgluːkəʊs];在 e,i,y 前发音为[dʒ],如 genetics [dʒəˈnetɪks],emergency [ɪˈmɜːdʒənsɪ];在公共英语中一般读作[g],如 get[get],girl[gɜːl]。

(3) x 在词首时发音为[z],如 xanthine [ˈzænθiːn],xenoantigen[ˌziːnəˈæntɪdʒen];其他情况下一般读作[ks],如 axilla [ækˈsɪlə]。

2.2 辅音组合的读音

ch 和 ph 是常见的辅音组合,常常一起出现在一个单词中,它们的发音也与单独的辅音发音没有关系。

(1) ch 发[tʃ],如 chest[tʃest],choke [tʃəʊk],或者发[k],如 chronic [ˈkrɒnɪk],chimera [kaɪˈmɪrə],由此 sch 组合发[sk],如 schizoid [ˈskɪzɔɪd]。

(2) ph 发[f],如 physiology [ˌfɪzɪˈɒlədʒɪ],phobia [ˈfəʊbɪə]。

2.3 辅音组合中的失音现象

sc,cn,gn,pn,ps,pt,mn 在词首的时候以及 mb,gm 等在词尾的时候;单词中出现 rh,rrh 组合时发音时只有一个辅音字母发音,另一个辅音字母失音,具体情况如下。

(1) sc 组合在 e,i,y 前发音为[s],如 science[ˈsaɪəns];在 a,o,u 和辅音字母前发音为[sk],如 scar[skɑː],sclera[ˈsklɪrə]。

(2) cn,gn,pn 发音均为[n],如 cnemial[ˈniːmɪəl],gastrocnemius [gæstrɒkˈniːmɪəs],

gnathalgia[næ'æeldʒɪə]，gnathitis [næ'θaɪtɪs]，pneumonia [njuː'məʊnɪə]。

（3）ps 发音为[s]，如 psychology [saɪ'kɒlədʒɪ]，psychiatry [saɪ'kaɪətrɪ]。

（4）pt 发音为[t]，如 ptosis ['təʊsɪs]，pterin ['terɪn]。

（5）mn 发音为[n]，如 mnemonics [nɪ'mɒnɪks]。

（6）mb 发音为[m]，如 limb [lɪm]，thumb [θʌm]。

（7）gm 发音为[m]，如 phlegm [flem]。

（8）rh，rrh 发音为[r]，如 hemorrhage ['hemərɪdʒ]，rhinal['raɪnəl]。

由于英语读音的例外情况较多，肯定有些单词不符合上表中的规律，生僻单词的读音当然还是以字典为准。

3. 元音字母的读音

英语中的元音发音是非常有规律的，医学术语中的元音发音有些完全符合英语中元音的基本读音，绝大多数字母发本音，即字母表中的音。某些单词的元音字母读音会因为开、闭音节的不同而有一些变化，参照下表。

元音字母	重读音节				非重读音节	
	开音节		闭音节			
	发音	例词	发音	例词	发音	例词
a	[eɪ]	case [keɪs] 病例	[æ]	gas [gæs] 气体	[ə]	anemia [ə'niːmɪə] 贫血
e	[iː]	heme [hiːm] 血红素	[e]	chest [tʃest] 胸腔	[ə]	reagent [riː'eɪdʒənt] 试剂
					[ɪ]	abscess ['æbsɪs] 脓肿
i	[aɪ]	spine [spaɪn] 脊柱	[ɪ]	limb [lɪm] 肢体	[ɪ]	lysis ['laɪsɪs] 溶解
y	[aɪ]	lyze [laɪz] 溶解	[ɪ]	lymph [lɪmf] 淋巴	[ɪ]	allergy ['ælədʒɪ] 过敏
o	[əʊ]	nose [nəʊz] 鼻	[ɒ]	blot [blɒt] 墨点	[ə]	colon [kəʊ'lən] 结肠

续　表

元音字母	重读音节				非重读音节	
	开音节		闭音节			
	发音	例词	发音	例词	发音	例词
u	[juː]	fuse [fjuːz] 融合	[ʌ]	pulse [pʌls] 脉搏	[ə]	suppose [sə'pəʊz] 假定
	[uː]	flu [fluː] 流感	[ʊ]	full [fʊl] 完全的		

4. 英语医学术语的重音

在西方语言中，英语是重音表现最为明显的一种语言，如果说话人对重音的把握出现错误,就会造成双方交流障碍。如果学生在学习单词时候没有读准重音,听的时候同样难以准确地辨别该词,这也是中国学生听力水平不足的一大原因。由于90%以上解剖、外科、临床医学以及检验医学方面的术语均源于拉丁语和希腊语(而希腊语也主要是通过拉丁语进入英语词汇),故绝大多数的医学术语中的重音遵循拉丁语的重音规则"倒数第二音节"(penultimate rule),否则,重音移至倒数第三个音节(antepenultimate)。医学术语的重音位置具体分析如下。

4.1 单音节词本身就是重读音节

此类例子如 key [kiː], nerve[nɜːv]。

4.2 双音节词重音在倒数第二个音节上

此类例子如 kidney ['kɪdnɪ], coma ['kəumə], victim ['vɪktɪm]。

4.3 多音节词的重音一般是落在倒数第二或者倒数第三个音节上

(1) 当倒数第二个音节是长元音的时候,重音在倒数第二个音节上,如 horizon [hə'raɪzən]。

(2) 当倒数第二个音节是完全封闭音节,即倒数第二个音节的元音在两个或者两个以上的辅音字母之前的时候,重音在倒数第二个音节上,如 embarrass [ɪm'bærəs], utensil [juː'tensl]。

(3) 倒数第二个音节的元音是短元音的时候,重音在倒数第三个音节,如 America [ə'merɪkə], suppositive [sə'pɒzɪtɪv]。

4.4 派生词的重音

由于英语医学术语多为对疾病进行描述的名词性或者形容词性的派生词,据统计,近30 000个医学术语是由150个拉丁、希腊词素构成。后缀和词尾结构对词汇重音起决定性作用,这些词尾和后缀大多具有重读音节后移的趋势。当我们遇到一个英语单词时,如果能对其拼写特征,尤其是后缀或词尾结构做些分析,就能找到决定这个单词重音的决定性因素。在医学术语中我们可以总结归纳出很多重音落在倒数第二和第三音节的常用后缀,稍作归类。

4.4.1 重音在倒数第二个音节的后缀

(1) -(m)a, -oma(病),如 cyanoderma [ˌsaɪənəu'dɜːmə] 皮肤紫绀, angioma [ˌændʒɪ'əumə] 血管瘤。

(2) -coccus(球菌的单数), -cocci(球菌的复数), -coccal(球菌的),如 staphylococcus [ˌstæfələ'kɒkəs] 葡萄球菌, streptococci [ˌstreptəu'kɒksaɪ] 链球菌, gonococcal [ˌgɒnəu'kɒkəl] 淋球菌的。

(3) -escent(……性的), -escence(……性),如 fluorescence [flʊə'resns] 荧光,

crescent［ˈkresnt］新月形的。

（4）-itis（……炎症），如 hepatitis［ˌhepəˈtaɪtɪs］肝炎。

（5）-osis，-esis（病，异常增多；重音分别落在含有-o-、-e-的音节上，并且重读元音都读长音），如 mycosis［maɪˈkəʊsɪs］霉菌病，nephroptosis［ˌnefrɒpˈtəʊsɪs］肾下垂，arteriosclerosis［ɑːˌtɪəriːəʊsklɪəˈrəʊsɪs］动脉硬化，amniocentesis［ˌæmnɪəʊsenˈtiːsɪs］羊膜穿刺术，hemopoiesis［hiːməʊpɔɪˈiːsɪs］血细胞生成。

（6）-pn(o)ea（呼吸），如 bradypnea［ˌbrædɪpˈnɪə］呼吸过缓。

（7）-rrh(o)ea（漏出），如 otorrhea［əʊtəˈriːə］耳流脓。

（8）-rrhexis（破裂），如 hysterorrhexis［ˌhɪstərəʊˈreksɪs］子宫破裂。

（9）-staxis（渗血），如 gastrostaxis［ˌgæstrəʊˈstæksɪs］胃渗血。

（10）-iatrics（医疗术，治疗），如 pediatrics［ˌpiːdiːˈætrːks］儿科学。

（11）-ic（……的），如 hepatic［hɪˈpætɪk］肝脏的；-ics（……学，……剂），如 obstetrics［ɒbˈstetrɪks］产科学，analgesics［ˌænəlˈdʒiːzɪks］镇痛药；-ical（……学的），如 pathological［ˌpæθəˈlɒdʒɪkəl］病理学的；-ician（……专家），如 obstetrician［ˌɒbsteˈtrɪʃən］产科医生；-lytic（溶……的），如 osteolytic［ˌɒstiːəʊˈlɪtɪk］溶骨的。

4.4.2　重音落在倒数第三个音节的后缀

（1）名词性后缀

① -cle（中性名词后缀），如 corpuscle［ˈkɔːpəsəl］小体。

② -cide（杀……剂），如 parasiticide［ˌpærəˈsɪtɪsaɪd］杀寄生虫药。

③ -gen（产生……的），如 fibrinogen［faɪˈbrɪnədʒən］纤维蛋白质。

④ -ia（病，状态），如 bacteria［bækˈtɪəriə］细菌，eclampsia［ekˈlæmpsiə］子痫；-algia（痛），如 hepatalgia［ˌhepəˈtældʒiə］肝痛；-emia（血症），如 leukemia［luːˈkiːmiə］白血病。

⑤ -in（素），如 hemolysin［hiːməˈlaɪsɪn］溶血素。

⑥ -logy（……学），如 gynecology［ˌgaɪnɪˈkɒlədʒɪ］妇科学。

⑦ -meter 结尾的单词的重音有两种情况：-meter 表示仪器，为黏着词素，则重音在倒数第三个音节，如 sphygmomanometer［ˌsfɪgməʊməˈnɒmɪtə］血压计；-meter 表示米，为自由词素，重音在倒数第四个音节，如 centimeter［ˈsentɪmiːtə］厘米。

⑧ -ol（醇，酚），如 cholesterol［kəˈlestərəʊl］胆固醇；paracetamol［ˌpærəˈsetəmɒl］对乙酰氨基酚，扑热息痛。

⑨ -sis（状态）的举例如下。

-ectasis，如 pneumonectasis［ˌnjuːməˈnektəsɪs］肺气肿。

-iasis，如 schistosomiasis［ˌskɪstəsəʊˈmaɪəsɪs］血吸虫病。

-thiasis，如 nephrolithiasis［ˌnefrəʊlɪˈθaɪəsɪs］肾结石。

-ptysis，如 hemoptysis［hɪˈmɒptɪsɪs］咳血。

-schisis，如 palatoschisis［ˌpæləˈtɑːskɪsɪs］腭裂。

⑩ -ium，如 magnesium [mæg'nɪzɪəm] 镁，potassium [pə'tæsi:əm] 钾。

⑪ 以-y 结尾的派生词重音的位置主要有如下两种情况。

a. 如果倒数第二个音节是短音，重音落在倒数第三个音节上。

-ectomy(切除术)，如 appendectomy [ˌæpən'dektəmɪ] 阑尾切除术。

-graphy(描记法)，如 chromatograph [ˌkrəʊ'mætəgrɑ:f] 色谱法。

-megaly (巨大)，如 cardiomegaly [ˌkɑ:dɪəʊ'megəlɪ] 心脏肥大。

-metry (测量法)，如 pelvimetry [pel'vɪmɪtrɪ] 骨盆测量法。

-pathy(病，疗法)，如 leukopathy [lu:'kɒpəθɪ] 白斑病。

-phagy(吞噬)，如 cytophagy [saɪ'tɒfədʒɪ] 细胞吞噬作用。

-rrhaphy(缝合术)，如 celiorrhaphy [ˌsi:lɪ:'ɔ:rəfɪ] 腹壁缝合术。

-scopy(检查，检查法)，如 proctoscopy [prɒk'tɒskəpɪ] 直肠镜检法。

-stomy(造口术)，如 ileocolostomy [ˌɪlɪ:əʊkəʊ'lɒstəmɪ] 回肠结肠吻合术。

-therapy(治疗法)，如 pharmacotherapy [ˌfɑ:məkə'θerəpɪ] 药物疗法。

-tomy(切开术)，如 duodenotomy [ˌdu:əʊdə'nɒtəmɪ] 十二指肠切开术。

-trophy(营养)，如 atrophy ['ætrəfi:] 萎缩。

b. 在某些复合词中，重音方面要保留前面的词根原有的重音位置，如 epilepsy ['epəˌlepsi:] 癫病，cataplexy ['kætəˌpleksɪ] 猝倒；-pexy（固定术），如 nephropexy ['nefrəˌpeksɪ] 肾固定术；-plasty(成形术)，如 arthroplasty ['ɑ:θrəˌplæstɪ] 关节成形术。

(2) 重音在倒数第三音节的形容词后缀

① -al(……的)，如 meningeal [mɪ'nɪndʒɪəl] 脑膜的，intestinal [ɪn'testənəl] 肠道的。

② -ar(……的)，如 glomerular [gləʊ'merju:lə] 肾小球的。

③ -ate(……状的，……正酸盐)，如 auriculate [ɔ:'rɪkjʊlət] 耳形的，有耳的；permanganate [pɜ:'mæŋgəneɪt] 高锰酸盐。

④ -oid (……样的)，如 amyloid ['æmɪ'lɔɪd] 淀粉样的。

⑤ -ous(……的)，如 tuberculous [tju:'bɜ:kjʊləs] 结核的。

⑥ -geous(产生……的)，如 pyogenous [paɪ'ɒdʒənəs] 产脓的。

4.5 重音从原

(1) 单音节的自由词素位于词尾的时候

-cele(疝，突出)，如 enterocele ['entərəsi:l] 肠疝。

-cyte(细胞)，如 spermatocyte [spə'mætəsaɪt] 精子细胞。

-blast(成……细胞，……母细胞)，如 spermatoblast ['spɜ:mətəʊblɑ:st] 精母细胞。

-gram(图)，-graph(仪表)，如 electrocardiogram [ɪˌlektrəʊ'kɑ:dɪəˌgræm] 心电图，encephalography [enˌsefə'lɒpəθɪ] 脑 X 线照相仪。

-phage(吞噬)，如 bacteriophage [bæk'tɪrɪəfeɪdʒ] 噬菌体。

-scope(检查镜,器械),如 esophagoscope [i:ˈsɒfəgəskəup] 食道镜。

-spasm(痉挛),如 angiospasm [ˈændʒiˌəuˈspæzɜːm] 血管痉挛。

-tome(刀),如 osteotome [ˈɒstiˌəuˌtəum] 骨凿。

（2）其他重音从原的常见后缀

-ase(酶),如 hydrogenase [ˈhaɪdrədʒɪneɪs] 氢化酶。

-ism(中毒、行为、状态、病)有两种情况：① 其前是自由词素,重音从原,如 alcoholism [ˈælkəhɔːˌlɪzəm] 酒精中毒;② 其前是黏着词素,重音在倒数第三音节,如 catabolism [kəˈtæbəlɪzəm] 分解代谢。

-ist 如 gynecologist [gaɪnɪˈkɒlədʒɪst] 妇产科学家。

值得一提的是,虽然只要单词主重音正确,次重音读与不读无关紧要,但是对于那些比较长的单词,如能表达出次重音,并使次重读音节的元音性质得到强调,如 electrocardiogram 心电图,不仅可使长词听起来富有节奏,而且每一个构词词素在错落有致的语音表达中显得更为清晰,更容易让人听懂。

5. 重音的移动

（1）动词变名词,重音后移,如 perforate [ˈpɜːfəreɪt], perforation [ˌpɜːfəˈreʃən]穿孔。

（2）动词变名词(词形不变),重音前移,如 transplant [trænsˈplɑːnt], transplant [ˈtrænsˌplɑːnt]移植。

（3）形容词变名词,重音后移,如 infective[ɪnˈfektɪv], infectivity [ˌɪnfekˈtɪvɪtɪ]易传染。

（4）名词变形容词,重音后移,如 systole[ˈsɪstəlɪ], systolic[sɪˈstɒlɪk]心脏收缩。

6. 缩略词的读音

6.1 截短法

从完整的词中略去一部分相连的字母,保留下的部分同样也作为一个独立的单词看待,代替原来的单词,并按单词来拼读, 如 doc [dɒk]：doctor, polio [ˈpəuliəu]：poliomyelitis 小儿麻痹症, flu[fluː]：influenza 流感。

6.2 首字母缩略法

由词组表示的术语,取各词的首字母构成缩略语,一概大写,按字母名称读;首字母缩略词与其他单词连用时,缩写词读字母,其他词拼读,如 SP：sulfapyridine [ˌsʌlfəˈpɪrɪdiːn]磺胺嘧啶,ECG：electrocardiogram [ɪˌlektrəuˈkɑːdiəgræm]心电图仪, CAT：scan [skæn] 计算机轴向 X 线断层摄影扫描。

6.3 首字母拼音法

很多首字母缩写词的读音是一个字母一个字母地念,但也有不少首字母缩略词可以顺利地拼读成一个单词,这就成了首字母拼音词,如 AIDS [eɪdz]: acquired immune deficiency syndrome 获得性免疫缺陷综合症,SARS[sɑːz]: severe acute respiratory syndrome 重症急性呼吸综合。

综上所述,本文通过总结辅音、元音的读音特点,重音的定位和移动以及缩略词的读音,旨在帮助读者对医学英语的读音规则有大致的了解,以方便在以后的学习中,能准确地拼读和记忆医学术语。

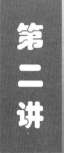

希腊与拉丁词素在医学术语中存在的基础分析

医学术语与希腊语和拉丁语密不可分。据统计,医学术语75％以上来源于希腊语和拉丁语,其中绝大部分是希腊语和拉丁语的派生词。派生法是医学术语构成的主要方法,众多的医学术语通过希腊语与拉丁语构词成分的词根与其他词素自由组合构成。探讨希腊语与拉丁语构词成分存在的基础则有利于我们更好的理解医学术语,同时也有助于新的医学术语的产出。

1. 医学术语与希腊语和拉丁语的渊源关系

1.1 希腊与罗马文明为医学术语的发展发挥了重要作用

西方医学始于希腊,希腊文明构筑了西方医学发展的基础。古希腊人在人体结构、生理现象、病理变化等方面取得了巨大的成就。被誉为医学之父的希腊医学家希波克拉底(Hippocrates,约公元前460—前375)用希腊语记录下众多的医学术语。他的著作涉及医学的诸多方面,其医学观点对西方医学的发展产生了巨大的影响,对古希腊医学乃至现代医学的发展都作出了重要贡献。希腊语成为医学语言,一直延续至罗马征服后。来自希腊语词素(尤其是词根)构成的英语医学术语数量可观,而且分布于医学的各个领域。

古代拉丁文化是直接继承希腊文化的。公元前4世纪后,希腊医学便被罗马人逐渐传承了下来。随着军事占领,罗马文化与风俗习惯渗入不列颠,拉丁语在不列颠开始了它的传播。随着希腊文明的衰退,希腊文明逐渐被罗马文明所取代,希腊人创造的许多记录医学成就的词也被拉丁化,通过罗马文明而传到世界各地。罗马语的语言族系约在公元后1 600年时支配了全部的海洋。

罗马帝国的强盛使得罗马文化对医学英语的影响更为直接。文艺复兴时期,随着众多的希腊语医学著作已被翻译成拉丁语,拉丁语成为医学用语,甚至在无人使用后的数百年内拉丁语仍是通用的医学用语。拉丁语为医学英语术语贡献了众多的词根。

同时,古希腊与古罗马神话为医学语言增添了生动又耐人寻味的色彩,许多医学英语词汇的构建从古希腊罗马文化中吸取丰富的营养。

可以看出,希腊语与拉丁语是西方文明发展过程中的两种伟大的语言。在医学领域,它们是最有效的传达信息的工具。

2. 希腊语与拉丁语在医学术语的构建中存在并发挥作用的主要原因分析

2.1 灵活的构词能力是希腊语与拉丁语成分在医学术语的构建中继续存在并且发挥作用的主要原因

医学语词与一切源于民俗活动的语词符号一样,具有任意性和约定俗成的特性。最初的记号命名过程是任意的,无从论证,但后来由单纯的语言符号组成有意义的符合符号时就有了一定的理据性。医学语词属于标示性语言,强调语言的实用性和有效性,追求的是语义透明,即指语义的确定性和表达的明晰性。

一般来说,作为人类语言的一个组成部分,每个科学领域的最初产生的术语的含义是任意的;但太多的任意性无疑会给记忆带来负担,进而给本领域的发展带来一定的障碍。如果说医学的最初阶段产生的医学术语具有任意性的特点,但后来产生的越来越多的医学术语则需要有一定的理据性的医学术语,以利于新的术语的产生继而与医学的发展相辅相成。

医学科学发展日新月异,新的术语与日俱增。近几十年来,差不多每年要涌现出上千条新术语。希腊与拉丁语构词成分的较强的构词能力使得医学科学领域的新词可以通过有限的构词成分自由组合而成,以满足伴随医学科学的发展不断涌现出来的新的术语,这是众多其他的语言所不具备的。

医学术语的基本构词成分分为四种:词根(word root)、后缀(suffix)、前缀(prefix)和连接元音(combining vowel)。派生法是创造医学术语的主要方法,与其他构词法相比,派生法显得更加生气勃勃。派生法是用一个现成的词或词根加上另一些本身并不单独存在但有固定意义的词素所构成。它具有词义的单一性和准确性,词的构成显示词的意义,分段式构成有易于记忆,词根及词缀潜能巨大等特点。在派生法构词中,构词成分如同用于组装机器的零件,虽然各自有相对固定的位置,但可以组合成功能各异的机器。通常情况下常见的构词是由希腊语或拉丁语各自内部的构词成分完成的。其中希腊语+希腊语的方式最多,拉丁语+拉丁语次之,但也不乏两种语言成分之间的混合而派生出新的术语。① 希腊构词成分+拉丁构词成分,如 craninal(头颅的),crani-(颅)来自希腊语,后缀-al 则来自拉丁语;gastrointestinal(胃肠的),gastr-(胃)源自希腊语,intestine(肠)则来自拉丁语。② 拉丁构词成分+希腊构词成分,如 vaginomycosis 阴道霉菌,其中 vagino-(阴道)源自拉丁语,而-mycosis(霉菌病)来自希腊语;dystrophy(营养不良),dys-为拉丁语前缀,意为异常、不足;而 trophy 为希腊词根,意为营养。

此外,值得一提的是,相对于拉丁语构词成分而言,源自希腊语的完整语词并不多;但希腊语构词成分的构建新术语的能力比拉丁语强,可以与其他词素自由组合,构成各种新词,而且由希腊语构词成分组合而成的大都是纯医学词。如希腊源中的 hyper-虽然与拉丁源中的 super-同义,但医学术语中只用 hypertension 表示高血压,而不用 supertension。拉丁语构词成分则不仅见于纯医学词汇,还较为普遍地运用在普通词汇。

2.2 希腊语与拉丁语构词成分含义的单一性特征有利于对医学概念的准确表述,促成了希腊语与拉丁语构词成分继续存在并发挥作用

由于英语发展的复杂的历史原因,尽管英语已成为国际医学通用语,现代医学术语中只有相当小的一部分源自英语,而且大都集中在最基本的人体解剖术语和人体基本生理功能方面。日常用语中普遍存在一词多义现象,容易造成误解,不能满足医学术语客观上所要求的含义单一的特征。时至今日,医学英语本族词语仍难登医学文献的大雅之堂,如人们使用 fundus oculi 或 ocular fundus 来表示"眼底",而不是用本族词 eyeground;使用 anthracosis,而避开本族词 black lung 或 coal-miner's lung 来表示"黑肺"。作为西方文明发展历史长河中最伟大的两种语言,拉丁语与希腊语具备准确描述科学意义的特征。希腊语与拉丁语使得医学术语语义单一、准确,表达上更为高雅、得体,它们承担了表述医学英语术语的重担,成为今天构建医学术语不竭的源泉。

2.3 英语对外来语较强的开放性与包容性为希腊语与拉丁语构词成分提供了较好的平台

灵活的构词能力和单一、准确的语义特征为希腊语与拉丁语构词成分在医学术语的构建中提供了基础,而作为医学通用语,英语对外来语较强的开放性与包容性则为希腊语与拉丁语构词成分在医学术语的创造中提供了一个较好的平台。一种语言进入另一种语言,往往存在一种"入乡随俗"的特征。希腊语与拉丁语进入英语后,长期以来读音与拼写方面呈现有规律的"英语化"。英语对外来语的开放和包容也使得希腊语与拉丁语构词成分能够得以继续在创造新的医学术语的方面发挥作用。

3. 结语

医学术语与希腊语和拉丁语密不可分,希腊语和拉丁语为医学术语提供了能产性非常强的构词词素。了解医学术语中的希腊语与拉丁语成分存在的基础有利于我们更深入的理解医学术语,同时也更有利于对医学术语的发展以及新的医学术语的创造。

神经、血管、肌

词根	neur-	/ˈnjʊər/	神经
	angi-	/ˈændʒɪ/	血管,管
	my-	/maɪ/	肌
后缀	-itis	/ˈaɪtɪs/	炎
	-osis	/ˈəʊsɪs/	病
	-oma	/ˈəʊmə/	瘤
	-omatosis	/əʊməˈtəʊsɪs/	瘤病

医学英语词汇主要来自拉丁语和希腊语。一个医学英语单词可由四个部分组成,即词根、前缀、后缀和连接元音。词根是构成一个词必不可少的词素,其他构词成分则根据构词的需要而有所选择。

前缀与后缀原本是独立的词,但由于经常连缀在别的词的前后,以辅助中心意义,所以渐渐失去独立作用,而成为附加的构词成分。在医学术语中,这种演变过程更为明显,其中有许多后缀词素仍是可独立作用的词根。本书为方便教学起见,将尚未失去独立作用的后缀词素也列为后缀。

连接元音一般用-o-,以连接两个词根或连接词根与后缀,如 my-o-neuroma(肌神经瘤);如果后缀以元音开始,与词根相连时一般不再加连接元音,如 neur-angiosis(血管神经机能病);如果词根以元音结尾,后缀也是以同样的元音开始,则去除一个相同的元音后,再将词根与后缀相连,如 cardi-＋-itis-carditis;如果以元音结尾的前缀与以元音开始的词根相连,则去除前缀的元音后,再与词根相连接 para＋umbilical＝parumbilical。本课四个后缀都以元音开始,故与词根连接时不再用连接元音。

由上述四个后缀所构成的词,不论有多少音节,重音都在倒数第二个元音上,均读长音。

示例

1	neuritis	神经炎
2	neurosis	神经(机能)病
3	neuroma	神经瘤

4 neuromatosis   神经瘤病

5 angioneuroma   血管神经瘤

练习一 词语连线

1	myoma	A	肌炎
2	myoneurosis	B	肌瘤
3	angioma	C	血管瘤
4	angiosis	D	血管肌瘤
5	neurosis	E	血管神经瘤
6	myitis	F	血管病
7	angiomyoma	G	血管瘤病
8	angioneuroma	H	肌神经机能病
9	neurangiosis	I	血管神经机能病
10	angiomatosis	J	神经机能病

练习二 朗读下列单词并译成汉语

A

1 neuritis   2 angiitis

3 myitis   4 neurosis

5 angiosis   6 neuroma

7 angioma   8 myoma

9 neuromatosis   10 angiomatosis

11 myomatosis

B

1 myoneuroma   2 angiomyoma

3 angioneuroma   4 neurangiosis

5 angioneurosis   6 myoneurosis

7 neuroangiomatosis   8 angioneuromyoma, angiomyoneuroma

练习三 分析下列单词汉语翻译的特点

1 myoma   肌瘤

2 angiosis   血管病

3 neuritis   神经炎

4 myoneuroma   肌神经瘤

5 neurangiosis   血管神经机能病

练习四 医护英语考试高频词汇

1	neuralgia	神经痛
2	neurasthenia	神经衰弱
3	neuritis	神经炎
4	neurology	神经病学
5	neurosis	神经症
6	angiography	血管造影术
7	angiosclerosis	血管硬化
8	angiospasm	血管痉挛
9	hemangioma	血管瘤
10	myasthenia	肌无力,肌衰弱

胃、肠、肝、胆

词根	gastr-	/gæstr /	胃
	enter-	/'entər/	肠，小肠
	hepat-	/'hepət/	肝
	chol-	/kəʊl /	胆
	chole-	/'kəʊlɪ/	
	cholangi-	/kəʊ'lændʒɪ/	胆管
后缀	-ia	/ɪə /	（表示疾病状态）
	-algia	/'ældʒɪə/	痛
	alg-	/ælg/	（仍可作词根）
	-dynia	/'dɪnɪə/	痛
	-rrhagia	/'reɪdʒɪə/	出血
	-ptosis	/'ptəʊsɪs/	下垂

以 ia 为结尾的词，其重音在倒数第三个音节上。英语的重读元音的长短与音节的开闭有关。在开音节读长音，如-rrhagia。在闭音节一般读短音，如-algia。如重读元音是 y 或 i，不论音节开闭，一般读短音，如-dynia。

示例

1 gastralgia   胃痛

2 gastrodynia   胃痛

3 gastrorrhagia   胃出血

4 gastroptosis   胃下垂

练习一 词语连线

1 gastrosis   A 肠神经炎

2 hepatosis   B 肌痛

3 cholangioma   C 胃肝炎

4	gastralgia	D	肠出血
5	neurodynia	E	肝胃炎
6	myodynia	F	胆管瘤
7	enterorrhagia	G	胃痛
8	gastrohepatitis	H	神经痛
9	hepatogastritis	I	肝机能病
10	enteroneuritis	J	胃病

练习二 朗读下列单词并译成汉语

A

1 gastritis 　　2 gastrosis
3 enteritis 　　4 hepatitis
5 hepatosis 　　6 hepatoma
7 cholangitis，cholangiitis，cholangeitis 　　8 cholangioma

B

1 neuralgia 　　2 myalgia
3 gastralgia 　　4 enteralgia
5 hepatalgia 　　6 neurodynia
7 angiodynia 　　8 myodynia
9 gastrodynia 　　10 enterodynia
11 hepatodynia 　　12 gastrorrhagia
13 enterorrhagia 　　14 hepatorrhagia
15 gastroptosis 　　16 enteroptosis
17 hepatoptosis

C

1 gastroenteritis 　　2 gastroenteroptosis
3 gastrohepatitis 　　4 enterogastritis
5 enterohepatitis 　　6 hepatogastritis
7 angioneuralgia 　　8 myoneuralgia
9 gastroenteralgia，gastrenteralgia 　　10 gastroneurosis
11 enteroneuritis 　　12 hepatocholangeitis
13 cholangiohepatoma

练习三 分析下列单词汉语翻译的特点

1 gastrorrhagia 　　胃出血
2 enteroptosis 　　肠下垂

3	cholangioma	胆管瘤
4	myoneuralgia	肌神经痛
5	hepatocholangitis	肝胆管炎

练习四 医护英语考试高频词汇

1	gastritis	胃炎
2	nasogastric tube	鼻胃管
3	gastrectomy	胃切除术
4	gastroenteritis	胃肠炎
5	gastroscope	胃镜
6	enteritis	肠炎
7	hepatitis	肝炎
8	hepatic	肝的
9	cholesterol	胆固醇
10	cholecystitis	胆囊炎

气管、支气管、肺

词根	trache-	/ˈtreɪkɪ/	气管
	bronch-	/brɒŋk/	支气管
	pneum-	/njuːm/	肺,呼吸,空气
	pneumat-	/ˈnjuːmət/	肺,呼吸,空气
	pneumon-	/njuːˈməʊn/	肺
后缀	-pathy	/(ˈɒ)pəθɪ/	病
	path	/pæθ/	(仍可作词根)
	-logy	/(ˈɒ)lədʒɪ/	学说
	-ist	/ɪst/	者,人员
	-logist	/(ˈɒ)lədʒɪst/	学者,学家
	-scopy	/(ˈɒ)skəpɪ/	镜检法,检查法
	-graphy	/(ˈɒ)grəfɪ/	X线照相术,描记法,造影术

　　以本讲的后缀为词尾的单词,重音都落在倒数第三个音节上,也即在连接元音-o-上。这个重读的元音 o 读短音/ˈɒ/

示例

1 pneumonopathy　　　　　　　　肺病

2 pneumology　　　　　　　　　肺病学

3 neurologist　　　　　　　　　神经科医师

4 pneumonography　　　　　　　肺 X 线照相术

5 pneumography　　　　　　　　充气造影术,呼吸描记法

6 bronchoscopy　　　　　　　　支气管镜检法

7 pneumonia　　　　　　　　　肺炎

练习一　词语连线

1 tracheorrhagia　　　　　　　A　病理学家

2 bronchitis　　　　　　　　　B　肺出血

3	pneumonorrhagia	C	肺病
4	pneumonia	D	肠病
5	neuropathist	E	肌病
6	myopathy	F	神经病学家
7	enteropathy	G	肺炎
8	pneumonopathy	H	气管病
9	tracheopathy	I	支气管炎
10	pathologist	J	气管出血

练习二 朗读下列单词并译成汉语

A

1	tracheitis，trachitis	2	tracheorrhagia
3	trachealgia	4	bronchitis
5	bronchorrhagia	6	pneumonorrhagia
7	pneumonosis	8	pneumonitis

B

1	neuropathy	2	neuropathist
3	angiopathy	4	myopathy，myopathia
5	gastropathy	6	enteropathy
7	hepatopathy	8	pneumonopathy
9	bronchopathy	10	tracheopathy，tracheopathia
11	pathology	12	pathologist
13	neurologist	14	neurology
15	myology	16	myologist
17	gastrology	18	gastrologist
19	hepatologist	20	bronchology
21	enterology	22	enterologist
23	pneumology	24	gastroscopy
25	gastroscopist	26	enteroscopy
27	bronchoscopy	28	tracheoscopy
29	angiography	30	myography
31	gastrography	32	enterography
33	hepatography	34	pneumonography
35	bronchography		

C

1	tracheobronchitis	2	tracheobronchoscopy

3 bronchopneumonia，bronchopneumonitis   4 pneumoenteritis

5 neuropathology   6 angiopneumography

7 angiopathology

练习三 分析下列单词汉语翻译的特点

1 pneumogastrography   胃充气造影术

2 angiology   血管淋巴管学

3 pneumogastroscopy   充气胃镜检查

4 pathography   病情记录

5 pathosis   病态

6 cholepathia，cholepathy   胆管病

7 cholerrhagia，cholorrhagia   胆汁流出

8 choloscopy   胆系检查

9 hepatoscopy   肝检查

练习四 医护英语考试高频词汇

1 bronchial   支气管的

2 bronchiole   细支气管

3 bronchitis   支气管炎

4 bronchus   支气管

5 trachea   气管

6 tracheitis   气管炎

7 tracheotomy   气管切开术

8 bronchiectasis   支气管扩张

9 bronchoscopy   支气管镜检查

10   pneumococcus   肺炎球菌

心、动脉、静脉、脾

词根	cardi-	/ˈkɑːdɪ/	心
	arteri-	/ɑːˈtɪərɪ/	动脉
	phleb-	/fleb/	静脉
	splen-	/spliːn/	脾
后缀	-tomy	/(ˈɒ)təmɪ/	切开术,切断术
	-ectomy	/ˈektəmɪ/	切除术(可单独使用)
	-stomy	/(ˈɒ)stəmɪ/	造口术,吻合术
	stom-	/stəʊm/	口,口腔
	stomat-	/ˈstəʊmət/	口,口腔(仍可作词根)
	-rrhaphy	/(ˈɒ)rəfɪ/	缝合术

本讲后缀由三个以上音节构成,如果倒数第二个音节的元音是短音,其重音一般在倒数第三个音节上,如-ectomy;如果倒数第二个音节的元音是长音,其重音一般在倒数第二个音节上,如-stomat。

-tomy 一般表示"切开术";用于神经时,表示"切断术"。-stomy 用于一个器官时,表示"造口术";用于两个器官时,表示"吻合术"。

示例

1　arteriotomy　　　　　　　动脉切开术

2　arteriectomy　　　　　　　动脉切除术

3　arteriorrhaphy　　　　　　动脉缝合术

4　gastrostomy　　　　　　　胃造口术

练习一　词语连线

1　carditis　　　　　　　A　动脉出血

2　cardialgia　　　　　　B　动脉病

3　cardiography　　　　　C　脾瘤

4	arteriorrhagia	D	心炎
5	arteriosis	E	心痛
6	phleborrhagia	F	脾痛
7	splenalgia	G	脾下垂
8	splenoma	H	心动描记法
9	splenoptosis	I	肝切开术
10	hepatotomy	J	静脉出血

练习二 朗读下列单词并译成汉语

A

1	cardiopathy，cardiopathia	2	cardioptosis，cardioptosia
3	carditis	4	cardialgia
5	cardiodynia	6	cardiology
7	cardiologist	8	cardiography
9	arteritis，arteriitis	10	arteriography
11	arteriology	12	arteriorrhagia
13	arteriopathy	14	arteriosis
15	phlebitis	16	phlebosis
17	phlebalgia	18	phlebography
19	phlebology	20	phleborrhagia
21	phlebotomist	22	splenalgia
23	splenodynia	24	splenitis
25	splenography	26	splenoma
27	splenopathy	28	splenoptosis，splenoptosia
29	splenorrhagia		

B

1	angiotomy	2	myotomy
3	gastrotomy，gastrotomia	4	enterotomy
5	hepatotomy	6	tracheotomy
7	bronchotomy	8	pneumotomy
9	cardiotomy	10	arteriotomy
11	phlebotomy	12	splenotomy
13	neurectomy	14	angiectomy
15	myectomy	16	gastrectomy
17	enterectomy	18	hepatectomy
19	pneumonectomy	20	arteriectomy

21　phlebectomy

22　splenectomy，splenectomia

23　angiostomy

24　gastrostomy

25　enterostomy

26　hepatostomy

27　tracheostomy

28　bronchostomy

29　stomalgia，stomatalgia

30　stomatodynia

31　stomatitis

32　stomatology

33　stomatologist

34　stomatopathy

35　stomatorrhagia

36　stomatoscopy

37　stomatosis

38　myorrhaphy

39　gastrorrhaphy

40　enterorrhaphy

41　tracheorrhaphy

42　bronchorrhaphy

43　pneumonorrhaphy

44　cardiorrhaphy

45　arteriorrhaphy

46　phleborrhaphy

47　splenorrhaphy

C

1　cardioneurosis

2　cardio-angiology

3　cardio-angiography

4　arteriophlebotomy

5　phlebophlebostomy

6　splenohepatitis，splenepatitis

7　phlebepatitis，hepatophlebitis

8　phlebangioma

9　phlebomyomatosis

10　angioneurectomy

11　angioneurotomy

12　angiocardiopathy

13　myocardiorrhaphy

14　myocardiosis，myocardosis

15　myocarditis

16　gastro-enterostomy

17　gastroenterotomy

18　gastro-gastrostomy

19　gastromyotomy

20　entero-enterostomy

21　hepatosplenitis

22　hepatosplenopathy

23　hepatosplenography

24　cholangiogastrostomy

25　cholangio-enterostomy

26　cholangiostomy

27　cholangiotomy

28　pneumobronchotomy

29　arteriomyomatosis

练习三 分析下列单词汉语翻译的特点

1　cardia　　　　　　　　　　　贲门，心口

2　cardiectomy　　　　　　　　贲门切除术，心（部分）切除术

3　stomatography　　　　　　　口腔论

4　neurography　　　　　　　　神经论，神经学

5	phlebotomy	静脉切开术,放血术
6	neurotomy	神经切断术,神经解剖术
7	pneumectomy	部分肺切除术
8	pneumatocardia	心腔积气
9	angioneurotomy	血管神经切断术
10	myomectomy	肌瘤切除术
11	myomotomy	肌瘤切开术
12	myomatectomy	肌瘤切除术
13	gastromyotomy	胃肌切开术,幽门切开术
14	hepatocholangioenterostomy	肝管小肠吻合术
15	hepatocholangiogastrostomy	肝管胃吻合术
16	hepatocholangiostomy	肝管造口(引流)术
17	hepatophlebotomy	肝血吸出术
18	stomatomy, stomatomia	子宫颈口切开术

练习四 医护英语考试高频词汇

1	cardiovascular	心血管的
2	cardiac	心脏的;贲门的
3	carditis	心炎
4	myocardial infarction	心肌梗塞;心肌梗死
5	myocardium	心肌(层)
6	arteriogram	动脉造影
7	arteriosclerosis	动脉硬化
8	artery	动脉
9	splenomegaly	脾肿大,巨脾
10	hypersplenism	脾机能亢进

肾、膀胱、胆囊、泌尿

	nephr-	/nefr-/	肾
词根	cyst-	/sɪst/	膀胱,囊,囊肿
	cholecyst-	/ˈkəʊlɪsɪst/	胆囊
	ur-	/jʊər/	尿,泌尿,尿路
	-cele	/siːl/	突出,膨出
	-lith	/lɪθ/	石
	-tome	/təʊm/	刀
后缀	-scope	/skəʊp/	镜,检查器
	-graph	/ɡræf/	描记器
	-gram(mar)	/ɡræm/	(描记)图,照片
	-path	/pæθ/	患者

后缀为单音节时,其重音一般在词根上。

示例

1　cystocele　　　　　　　膀胱突出

2　cystolith　　　　　　　膀胱石

3　cystotome　　　　　　　膀胱刀

4　cystoscope　　　　　　　膀胱镜

5　cystogram　　　　　　　膀胱照片

6　cardiogram　　　　　　　心动图

7　cardiograph　　　　　　　心动描记器

8　cardiopath　　　　　　　心脏病患者

练习一　词语连线

1　nephritis　　　　　　　A　膀胱切除术

2　nephrosis　　　　　　　B　胆囊造口术

3	cystalgia	C	胆囊切除术
4	cystectomy	D	尿路病
5	cholecystectomy	E	肾突出
6	cholecystostomy	F	肾病
7	urosis	G	肾石
8	urography	H	肾炎
9	nephrocele	I	膀胱痛
10	nephrolith	J	尿路造影术

练习二 朗读下列单词并译成汉语

A

1	nephralgia	2	nephrectomy
3	nephritis	4	nephroma
5	nephrology	6	nephrologist
7	nephrography	8	nephropathy
9	nephroptosis，nephroptosia	10	nephrorrhaphy
11	nephrosis	12	nephrostomy
13	nephrotomy	14	cystalgia
15	cystorrhagia	16	cystitis
17	cystodynia	18	cystography
19	cystoptosis	20	cystorrhaphy
21	cystectomy	22	cystoscopy
23	cystostomy	24	cystotomy
25	cholecyst	26	cholecystalgia
27	cholecystectomy	28	cholecystitis
29	cholecystography	30	cholecystopathy
31	cholecystoptosis	32	cholecystorrhaphy
33	cholecystostomy	34	cholecystotomy，cholecystomy
35	urology	36	urologist
37	urosis	38	uropathy
39	urography		

B

1	myocele	2	gastrocele
3	hepatocele	4	cardiocele
5	pneumatocele	6	nephrocele

7 cystocele	8 angiolith
9 arteriolith	10 phlebolith
11 gastrolith	12 hepatolith
13 enterolith	14 broncholith
15 cardiolith	16 pneumolith
17 nephrolith	18 cystolith
19 cholelith	20 urolith
21 lithology	22 neurotome
23 myotome	24 gastrotome
25 enterotome	26 tracheotome
27 bronchotome	28 arteriotome
29 phlebotome	30 cystotome
31 gastroscope	32 enteroscope
33 bronchoscope	34 cystoscope
35 myograph	36 gastrograph
37 enterograph	38 pneumograph，pneumatograph
39 arteriograph	40 phlebograph
41 cardiograph	42 nephrogram
43 myogram	44 enterogram
45 hepatogram	46 bronchogram
47 pneumogram	48 cardiogram
49 arteriogram	50 phlebogram
51 cystogram	52 urogram
53 cholecystogram	54 neuropath
55 hepatopath	56 cardiopath

C

1 choleuria，choluria	2 pneumaturia
3 enterocholecystotomy	4 enterocholecystostomy
5 hepatonephritis	6 gastronephritis
7 cholecystenterorrhaphy	8 cholecystenterostomy
9 cholecystogastrostomy	10 cholecystonephrostomy
11 cystolithectomy	12 cystoneuralgia
13 splenonephroptosis	

练习三 分析下列单词汉语翻译的特点

1 nephrocystosis 肾囊肿形成

2	nephrolithotomy	肾石切除术
3	nephrostoma，nephrostome	肾孔(胚胎)
4	nephrotome	肾节,原肾节
5	urocele	阴囊积尿
6	urocyst	膀胱
7	urocystitis	膀胱炎
8	urodynia	排尿痛
9	uroscopy	尿检查
10	uronephrosis	肾盂积尿
11	urorrhagia	多尿
12	cystomyoma	囊性肌瘤
13	cystoma	囊瘤
14	cystogastrostomy	胰囊肿胃吻合(引流)术
15	cystolithotomy	膀胱石切除术
16	cystomatitis	囊瘤炎
17	cystonephrosis	肾囊状肿大
18	lithangiuria	尿路结石
19	lithocystotomy	膀胱切开取石术
20	lithonephria	肾石病
21	lithonephritis	结石性肾炎
22	lithonephrotomy	肾石切除术
23	lithoscope	膀胱石镜
24	lithoscopy	膀胱石镜检查
25	lithotome	切石刀
26	lithotomy，lithotomia	结石切除术
27	cholelithotomy	胆石切除术
28	lithosis	肺石屑病,石屑病
29	graphoscope	近视弱视矫正器
30	graphology	图解法
31	graphopathology	图表病理学
32	myoscope	肌缩观测器
33	angiograph	脉搏描记器,血管造影照片
34	angioscope	毛细管显微镜
35	angiotome	血管节
36	enterocele	肠疝,阴道后疝,阳唇阴道突出
37	bronchocele	支气管囊肿,甲状腺肿

38	tracheocele	气管黏膜疝样突出
39	splenocele	脾疝
40	cholecystocele	胆囊囊肿
41	enterocystocele	肠膀胱疝
42	cysto-enterocele	膀胱肠疝
43	pneumatoscope	乳突诊察器
44	pneumocystography	膀胱充气照相术(造影术)
45	pneumocystogram	膀胱充气(造影)照片
46	pneumoscope	呼吸描记器
47	cardioscope	心检查器,心脏镜
48	enterocyst	肠囊肿
49	enterocystoma	肠囊瘤

练习四 医护英语考试高频词汇

1	nephrectomy	肾切除术
2	nephritis	肾炎
3	nephrology	肾脏病学
4	nephron	肾单位
5	cystitis	膀胱炎
6	cystoscope	膀胱镜
7	cystoscopy	膀胱镜检查
8	cholecystitis	胆囊炎
9	choledochus	胆总管
10	urinary	泌尿的

血液、细胞、红、白

词根	haem-	/hem/	血,血液
	hem-	/hem/	
	haemat-	/'hemət/	
	hemat-	/'hemət/	
	aem-	/iːm/	
	em-	/iːm/	
	lymph-	/lɪmf/	淋巴
	lymphat-	/'lɪmfət/	
	cyt-	/saɪt/	细胞
	erythr-	/ɪ'rɪθr/	红
	erythrocyt-	/ɪ'rɪθrəsaɪt/	红细胞,红血球
	leuk,leuc-	/ljuːk/	白
	leukocyt-	/'ljuːkəsaɪt/	白细胞,白血球
	thromb-	/θrɒmb/	血栓
	thrombocyt-	/'θrɒmbəsaɪt/	血小板
后缀	-meter	/('ɒ)mɪtə/	计数器,测量器,计
	-metry	/('ɒ)mɪtrɪ/	计数法,测量法
	-penia	/'piːnɪə/	减少症
	-aemia	/'iːmɪə/	血症,充血
	-emia	/'iːmɪə/	
	-cyte	/saɪt/	细胞

　　后缀-emia 用于器官名称之后,一般表示"充血",如 gastremia(胃充血);用于表示血液内含有某种成分时,则译为"血症",如 cholemia(胆血症)。

　　后缀-penia"减少症"的反义词是-osis(增多症),如 leucocytopenia(白细胞减少),leucocytosis(白细胞增多)。

示例

1	cytometer	细胞计数器
2	cytometry	细胞计数法
3	leukocyte	白细胞

4 leukaemia	白血病

练习一 词语连线

1	hematology	A	细胞瘤
2	lymphomatosis	B	淋巴细胞增多（症）
3	cytoma	C	淋巴瘤病
4	erythrocytometer	D	血尿
5	lymphocytosis	E	细胞病理学
6	thrombocytosis	F	红细胞计数器
7	hematuria	G	血液学
8	cyturia	H	血小板增多
9	cytopathology	I	白细胞
10	leukocyte	J	细胞尿

练习二 朗读下列单词并译成汉语

A

1	hematologist	2	hemopathy, hematopathy
3	hemolith, hematolith	4	gastremia
5	hepatohemia, hepathemia	6	cholehaemia, cholemia, cholehemia
7	pneumonemia	8	splenemia, splenemia, splenohemia
9	nephrohemia, nephremia	10	cystohemia
11	lymphoma	12	lymphology
13	lymphopathia, lymphopathy	14	lymphangeitis, lymphangitis
15	lymphangiectomy	16	lymphangiology
17	lymphangioma	18	lymphography
19	hemolymph	20	cytology
21	cytologist	22	cytocyst
23	cytostome	24	hematocyte
25	lymphocyte	26	myocyte
27	splenocyte	28	erythrocyte
29	thrombocyte	30	thrombectomy
31	leukaemia		

B

1	leukocytometer	2	thrombocytometer
3	thrombocytometry	4	cytometer
5	cytometry	6	lithometer

7	lymphocytopenia	8	leukocytopenia
9	leukocytosis	10	thrombocytopenia，thrombopenia

C

1	leukocyturia	2	erythrocyturia
3	lymphuria	4	erythruria
5	hematocyturia	6	hematolymphuria
7	erythroleukemia	8	hemangioma
9	hematopathology	10	lymphangiophlebitis
11	neurolymphomatosis	12	hemolymphangioma，haematolymphangioma，angiolymphangioma
13	angiolymphoma	14	hemocytology
15	lymphocytoma	16	lymphocytomatosis
17	thromboangiitis	18	thromboarteritis
19	hematocytometer	20	hematocytopenia
21	hematocytosis	22	hemangiomatosis

练习三 分析下列单词汉语翻译的特点

1	hemacyte，hematocyte	血细胞
2	haematocele，hemocele	血囊肿,膀胱积血
3	hematocytosis	血细胞增多
4	hematoma	血肿
5	hematometer	血红蛋白计
6	hematometry	血成分测定法
7	hematimeter	血细胞计数器
8	hematimetry	血细胞计数法
9	hematosis	生血,血生成
10	hematopenia	血液不足
11	hematolymphuria	血性淋巴尿
12	haematoscope	血分光镜
13	haematoscopy	血分光镜检
14	hemogram	血象
15	hemometer	血红蛋白计,血色素计
16	hemometry	血红蛋白及血成分测定法
17	hemangiomatosis	血管瘤病,多发性血管瘤
18	lymphaemia	淋巴性白血病

19	lymphatitis	淋巴系炎
20	lymphocele	囊状淋巴管瘤
21	lymphocyst	淋巴囊肿
22	lympho-erythrocyte	无色红细胞
23	lymphography	淋巴管照相术
24	lymphopenia	淋巴细胞减少
25	lymphorrhagia	淋巴溢
26	lymphotome	增殖体切除器
27	lymphotomy	淋巴系统解剖学
28	lymphcythemia	淋巴细胞增多（症）
29	hematocyturia	血细胞尿
30	cytopenia	血细胞减少症
31	cytostome	细胞口（原生动物）
32	erythremia	红细胞增多
33	erythrocytosis	红细胞增多
34	erythrometer	红细胞计,红细胞计数器
35	erythrometry	红度测量法,红细胞计数法
36	erythropenia	红细胞减少
37	erythralgia	红痛
38	erythropathy	红细胞病
39	erythrosis	皮肤红变,造红细胞组织增生
40	lympholeukocyte	淋巴白细胞
41	leukogram	白细胞象
42	leukomyoma	白细胞肌瘤
43	leukopathia, leukopathy	白斑病
44	leucitis	巩膜炎
45	leucoma, leukoma	颊白斑,角膜白斑
46	leucopenia，leucopenia	白细胞减少
47	leukorrhagia	白带过多
48	leukoscope	色盲测验器
49	leukosis	造白细胞组织增生
50	leukothrombopenia	白细胞血小板减少
51	leukotomy	脑白质切断术
52	leukotome	脑白质切断器
53	thrombometer	血栓预检器
54	thrombophlebitis	血栓(性)静脉炎

55	thrombosis	血栓形成
56	thrombocyst	血栓囊
57	thrombocythemia	血小板增多
58	thrombolymphangitis	血栓性淋巴管炎
59	thrombopathia，thrombopathy	血小板紊乱
60	erythro-leuko-throm-bocythemia	全血初细胞增生（幼红白细胞血小板增生）
61	neurolymoh	脑脊（髓）炎
62	angioleucitis，angioleukitis	淋巴管炎
63	angiometer	血管口径张力计
64	myometer	肌收缩计，肌力计
65	algometer	痛觉计
66	algometry	痛觉测验法
67	enterometer	小肠腔测量器
68	pathometer	发病率记录器
69	pathometry	发病率记录法
70	pneumatometer	呼吸气量测量器
71	pneumatometry	呼吸气量测量法
72	pneumometer	呼吸气量测定器
73	cardiameter	贲门位置测量器
74	cardiometer	心力测量器，心力计
75	cardiometry	心力测量法
76	arteriometer	动脉口径计
77	cystometer	膀胱内压测量器
78	cystometry	膀胱内压测量法
79	cystometrogram	膀胱内压（测量）图
80	cytemia	异细胞血症
81	cytolymph	细胞浆，透明质
82	cytometer	血细胞计数器
83	cytometry	血细胞计数法
84	cytography	细胞论
85	pneumathaemia	气血症
86	uremia	尿毒症

练习四 医护英语考试高频词汇

1	anemia	贫血，贫血症
2	hemangioma	血管瘤

3	hematuria	血尿
4	hemophilia	血友病
5	leukocyte	白细胞，白血球
6	lymphocyte	淋巴细胞
7	melanocyte	黑素细胞
8	erythrocyte	红细胞
9	leukemia	白血病
10	leukocytosis	白细胞增多

脑、头颅、脑膜、脊髓

词根	cerebr-	/'serɪbr/	大脑
	cephal-	/'sefəl/	头颅
	encephal-	/en 'sefəl/	脑
	mening-	/mɪ(me)'nɪndʒ/	脑膜,脊髓膜
	myel-	/'maɪəl/	脊髓,骨髓
后缀	-sclerosis	/sklɪə'rəʊsɪs/	硬化(可单独用)
	-scler	/sklɪə/	巩膜
	-malacia	/mə'leɪsɪə/	软化(可单独用)
	-ic	/ɪk/	……的(表示形容词)
	-al	/əl/	……的(表示形容词)
	-ous	/əs/	……的(表示形容词)

以后缀-ic结尾的词,其重音落在倒数第二个元音上,并一定是短音,如 enteric [en'terɪk](肠的)。-itis(炎)变为形容词时应改为-itic(炎的),如 gastritis 变成 gastritic (胃炎的)。-oma(瘤)变为形容词时应改为-omatous(瘤的),如 myoma 改为 myomatous(肌瘤的)。

示例

1 cerebrosclerosis 脑硬化
2 cerebromalacia 脑软化
3 encephalic 脑的
4 cerebral 脑的
5 lymphous 淋巴的

练习一 词语连线

1 cerebrotomy A 神经软化
2 encephalohemia B 脑切开术

3 encephalo-arterio-graphy	C 脑脊髓炎
4 meningoma	D 脑充血
5 meningo-arteritis	E 脑(脊)膜瘤
6 encephalomyelitis	F 巩膜切除术
7 sclerectomy	G 膀胱石的
8 neuromalacia	H 脑动脉造影术
9 gastropathic	I 胃病的
10 cystolithic	J 脑膜动脉炎

练习二 朗读下列单词并译成汉语

A

1 cerebritis	2 cerebrology
3 cerebroma	4 cerebrosis
5 cerebralgia	6 cerebropathy, cerebropathia
7 cephalemia	8 cephalalgia
9 cephalodynia	10 cephalograph
11 cephalopathy	12 encephalitis
13 encephalocele	14 encephalogram
15 encephalography	16 encephalolith
17 encephalology	18 encephaloma
19 encephalopathy，encephalopathia	20 encephalorrhagia
21 encephalotome	22 encephalotomy
23 meningitis	24 meningocele
25 meningocyte	26 meningeorrhaphy
27 meningorrhagia	28 meningoencephalopathy
29 meningopneumonitis	30 meningo-encephalitis
31 meningocerebritis	32 cerebromeningitis
33 meningiomatosis	34 encephalomeningitis
35 encephalomeningopathy	36 encephalomeningocele
37 encephalomyocarditis	38 myelalgia
39 myelitis	40 myelocele
41 myelocyte	42 myelencephalitis
43 myelocytoma	44 encephalomyeloneuropathy
45 encephalomyelocele	46 myelocythemia
47 myelogram	48 myelography
49 myeloma	50 myelolymphocyte

51	myelopathy	52	myelorrhagia
53	myelorrhaphy	54	myelotome
55	myelotomy	56	myelomeningitis
57	encephalomyelopathy	58	meningo-encephalo-myelitis
59	meningomyelitis	60	meningomyelocele
61	meningomyelorrhaphy	62	neurosclerosis
63	angiosclerosis	64	myosclerosis
65	cardiosclerosis	66	arteriosclerosis
67	phlebosclerosis	68	nephrosclerosis
69	cerebrosclerosis	70	encephalosclerosis
71	myelosclerosis	72	scleritis
73	sclerostomy	74	scleromalacia
75	gastromalacia	76	angiomalacia
77	myomalacia	78	hepatomalacia
79	cardiomalacia	80	arteriomalacia
81	splenomalacia	82	nephromalacia
83	cerebromalacia	84	encephalomalacia
85	meningomalacia	86	myelomalacia
87	gastric	88	enteric
89	hepatic	90	nephric
91	cystic	92	uric
93	encephalic	94	myelonic
95	lithic	96	hematic
97	cholic	98	stomatic
99	splenic	100	hepatogastric
101	hepato-enteric	102	gastroenteric
103	gastrohepatic	104	angiolithic
105	hepatonephric	106	pneumonic
107	pneumatic	108	pneumogastric
109	cholecystic	110	cholelithic
111	cardiographic	112	cardiohepatic
113	cardionephric	114	lymphocytic
115	cytologic	116	cardiopneumatic
117	cardialgia	118	hepatopneumonic
119	hemorrhagic	120	hemopathic
121	leukopenic	122	urocystic

123	urologic	124	urolithic
125	choluric	126	cholemic
127	cholecystic	128	nephropathic
129	nephrolithic	130	nephralgic
131	cystoscopic	132	enteroptotic
133	tracheoscopic	134	bronchoscopic
135	bronchologic	136	neuropathic
137	myopathic	138	myographic
139	gastroscopic	140	myenteric
141	encephalopathic	142	neuromyic
143	arteriosclerotic	144	nephralgic
145	pathologic	146	leukocytic
147	myelocytic	148	neuritic
149	gastritic	150	hepatonephritic
151	bronchtic	152	phlebitic
153	myocarditic	154	nephritic
155	splenonephritic	156	meningitic
157	myelitic	158	neural
159	tracheal	160	broncheal
161	arterial	162	hemal
163	gastral	164	enteral
165	myocardial	166	stomatal
167	leukocytal	168	lymphangial
169	pathological	170	scleral
171	neuromatous	172	myomatous
173	angiomatous	174	arterious
175	cystomatous	176	lymphangiomatous
177	lymphomatous	178	lymphous
179	myelencephalous	180	sclerous

练习三 分析下列单词汉语翻译的特点

1	cerebrometer	脑搏动描记器,脑搏动计
2	cerebroscope	脑病检眼镜
3	cerebroscopy	脑病检视法
4	cephalitis	脑炎
5	cephalematoma，cephalohaematoma	头血肿

6	cephalhematocele	头血囊肿
7	cephalocele	脑膨出
8	cephalocyst	绦虫
9	cephalhematometer	颅内血压计
10	cephaloma	髓样癌,软癌
11	cephalomenigitis	脑脑膜炎
12	cephalometer	头测量器
13	cephalometry	头测量法
14	cephaloscope	头听诊器
15	cephaloscopy	头部听诊
16	cephalotome	胎头刀
17	cephaltomy	胎头切开术,穿颅术
18	cephalography	测颅术
19	cephalology	测颅学
20	encephalosis	器质性脑病
21	encephalocystocele	积水性脑突出
22	encephaloma	脑瘤,髓样瘤
23	encephalometer	脑域测定器
24	encephaloscope	脑窥器,脑窥镜
25	encephaloscopy	脑检视法
26	haematomyelia	脊髓出血
27	arteriomalacosis	动脉软化
28	hematomyelitis	出血性脊髓炎
29	pneumomyelography	脊髓蛛网膜下腔充气造影术
30	myelemia	髓细胞血症
31	myelocyst	髓管囊肿
32	meningosis	(骨间)膜性附着
33	meninguria	膜片尿
34	urocystic	膀胱的
35	uroscopic	尿检查的
36	myelocystocele	脊髓囊肿突出
37	myelocytosis	骨髓细胞增多症,骨髓细胞血症
38	myelolymphangioma	象皮病
39	myelolymphocyte	脊髓淋巴细胞
40	myelomatosis	脊髓型假白血病
41	myeloneuritis	脊髓多神经炎

42	myelosis	骨髓组织增生
43	myelocytomatosis	脊髓性白血病,骨髓瘤病
44	myelocystomeingocele	脊髓脊(髓)膜囊肿状突出

练习四 医护英语考试高频词汇

1	meningitis	脑膜炎
2	meninges	脑脊膜
3	diencephalon	间脑
4	EEG (electroencephalogram)	脑电图
5	encephalitis	脑炎
6	encephalopathy	脑病
7	hydrocephalus	脑积水
8	mesencephalon	中脑
9	myeloma	骨髓瘤
10	osteomyelitis	骨髓炎

甲状腺、肾、腺、胰岛

词根	thyr-	/ˈθaɪər/	甲,甲状腺
	thryre-	/ˈθaɪərɪ/	
	ren-	/riːn/	肾
	adren-	/əˈdriː/e/n/	肾上腺
	adrenal-	/əˈdriːnəl/	
	aden-	/ˈædɪn/	腺
	insul-	/ˈɪnsjʊl/	胰岛
后缀	-us	/əs/	(阳性名词后缀)
	-a	/ə/	(阴性名词后缀)
	-um	/əm/	(中性名词后缀)
	-in	/ɪn/	素(表示较纯的化合物)
	-oid	/ɔɪd/	类,样的
	-ism	/ɪzm/	(表示疾病状态),中毒

示例

1	adrenalin	肾上腺素
2	adenoid	腺样的
3	thyroid	甲状腺
4	adrenalism	肾上腺机能病
5	insulism	胰岛素过多症
6	renal	肾的
7	bronchismus	支气管痉挛
8	adenia	淋巴腺增生病
9	cerebrum	大脑

练习一 词语连线

1	thyroidism	A	腺病
2	renography	B	腺样的

3 adrenogram   C 肾上腺机能病

4 adenous   D 甲状腺机能病

5 adrenalism   E 肾造影术

6 insuloma   F 肾素

7 adenoid   G 胰岛瘤

8 thyreosis   H 胰岛素

9 renin   I 甲状腺剂中毒

10 insulinum   J 肾上腺X线照片

练习二 朗读下列单词并译成汉语

A

1 thyropathy   2 thyroma

3 thyrosis   4 thyroptosis

5 thyrocarditis   6 renal

7 renogastric   8 renography

9 renopathy   10 adrenogram

11 adrenopathy   12 adrenal

13 adrenalitis   14 adrenalectomy

15 adenalgia   16 adenectomy

17 adenitis   18 adenocyte

19 adenodynia   20 adenology

21 adenolymphoma   22 adenoma

23 adenomalacia   24 adenomatome

25 adenoneural   26 adenomatous

27 adenomatosis   28 adenomyoma

29 adenomyomatosis   30 adenopathy

31 adenosclerosis   32 adenosis

33 adenotome   34 adenous

35 lymphaden   36 lymphadenogram

37 lymphadenopathy   38 lymphadenectomy

39 lymphadenitis   40 lymphadenoma

41 lymphadenomatosis   42 lymphadenomatous

43 lymphadenotomy   44 nephradenoma

45 gastradenitis   46 enteradenitis

47 insulitis   48 insuloma

B

1	bronchus	2	thrombus
3	lymph-thrombus	4	lympha
5	sclera	6	trachea
7	insula	8	myocardium
9	cerebrum	10	cerebrin
11	cholerythrin	12	uroerythrin
13	adrenalin	14	insulin
15	insulinemia	16	renin
17	adrenalinemia	18	adrenalinuria
19	adenoid	20	cerebroid
21	nephroid	22	angioid
23	cardioid	24	phleboid
25	splenoid	26	neuroid
27	hepatoid	28	cystoid
29	lithoid	30	hematoid
31	lymphadenoid	32	lymphoid
33	lymphomatoid	34	myoid
35	cytoid	36	thromboid
37	cephaloid	38	myeloid
39	myelomatoid	40	insulinoid
41	lymphoidectomy	42	lymphoidocyte
43	adenomatoid	44	thyroid
45	thyroiditis	46	thyroidectomy
47	thyroidotomy		

C

1	thyroma	2	thyroptosis
3	renogastric	4	renopathy
5	adrenalitis	6	adrenalectomy
7	adenology	8	adenoneural
9	insulitis	10	insuloma
11	lymphadenism	12	bronchadenitis
13	gastrin	14	cystadenolymphoma
15	urinologist	16	myocardism
17	cystadenoma	18	erythremoid
19	myelinoma	20	insulopathic

21	splenadenoma	22	scleradenitis
23	urinoscopy	24	hematinometer

练习三 分析下列单词汉语翻译的特点

1	thyroidism	甲状腺剂中毒
2	renin	肾素
3	adrenalism	肾上腺机能病
4	adenoid	增殖腺,腺样增值体
5	thyroid	甲状腺
6	insula	脑岛
7	insulinum	胰岛素
8	renal	肾的
9	adenin	腺嘌呤
10	adrenalin	肾上腺素

练习四 医护英语考试高频词汇

1	renin	肾素
2	thyroid	甲状腺
3	drenal gland	肾上腺
4	adrenaline	肾上腺素
5	hyperthyroidism	甲状腺功能亢进
6	adenoma	腺瘤
7	adenovirus	腺病毒
8	fibroadenoma	纤维腺瘤
9	insulin	胰岛素
10	renal	肾的

骨、肉、皮肤、脂肪、纤维、癌、脓、毒

词根	ost-	/ɒst/	骨
	oste	/ˈɒstɪ/	
	sarc-	/sɑ:k/	肉
	derm-	/dɜ:m/	皮肤
	dermat-	/ˈdɜ:mət/	
	lip-	/lɪp/	脂肪
	fibr-	/faɪbr/	纤维
	carcin-	/ˈkɑ:sɪn/	癌
	-carcinoma	/kɑ:sɪˈnəʊmə/	
	py-	/paɪ/	脓
	tox-	/tɒks/	毒
	toxic-	/ˈtɒksik/	
后缀	-blast	/blæst/	成细胞,母细胞
	blast-	/blæst/	胚,芽
	-rrhoea	/ri:ə/	溢,流
	-rrhea	/ri:ə/	

示例

1	ostealgia	骨痛
2	sarcitis	肌炎
3	dermahemia	皮肤充血
4	lipocyte	脂细胞
5	fibroma	纤维瘤
6	fibrosarcoma	纤维肉瘤
7	fibrocarcinoma	纤维癌
8	fibroblast	成纤维细胞
9	fibrolipoma	纤维脂瘤
10	pyorrhea	脓溢
11	pyotoxinemia	脓毒素血症
12	toxicology	毒理学

练习一　词语连线

1	osteofibrosis		A	纤维肌瘤
2	sarcoadenoma		B	脓皮病
3	lipoiduria		C	癌扩散
4	dermatocyst		D	腺肉瘤
5	fibromyoma		E	中毒性皮炎
6	carcinomatosis		F	遗尿
7	pyoderma		G	皮肤囊肿
8	toxicodermatitis		H	细胞核，线粒体
9	cytoblast		I	骨纤维变性
10	urorrhea		J	脂尿

练习二　朗读下列单词并译成汉语

A

1	osteitis	2	osteocyte
3	osteomatoid	4	osteopathy
5	osteocystoma	6	sarcomatosis
7	sarcology	8	sarcomatoid
9	sarcoid	10	dermalgia
11	dermatologist	12	dermatotomy
13	dermatic	14	dermoneurosis
15	dermatodynia	16	lipaemia
17	lipectomy	18	lipoangioma
19	lipocele	20	lipoidal
21	lipomyoma	22	fibromectomy
23	fibroma	24	fibrolipomatous
25	fibroneuroma	26	fibrocystoma
27	carcinoma	28	carcinology
29	carcinosarcoma	30	carcinemia
31	toxicodermia	32	toxicopathy
33	toxicosis	34	toxuria
35	pyonephritis	36	pyotoxinemia
37	liponeurocyte	38	lipomatosis
39	toxicologist	40	lipomatoid
41	dermatorrhagia	42	dermatopathy
43	carcinous	44	pyodermatitis

45	pyocele	46	pyopneumocyst
47	pyosis	48	pyosplenitis

B

1	neuroblast	2	neuroblastoma
3	angioblast	4	angioblastoma
5	angioblastic	6	myoblast
7	myoblastoma	8	cardioblast
9	haematoblast	10	lymphoblast
11	lymphoblastoma	12	erythroblast
13	erythroblastoma	14	erythroblastemia
15	leukoblast	16	leukoblastoma
17	myeloblast	18	myeloblastoma
19	myeloblastomatosis	20	lymphocytoblast
21	osteoblast	22	osteoblastoma
23	lipoblastoma	24	sarcoblast
25	dermatoblast	26	fibroblast
27	fibroblastoma	28	angiofibroblastoma
29	fibrolymphoangioblastoma	30	lymphorrhea
31	pyorrhea	32	pyorrheal
33	cholorrhea	34	bronchorrhoea
35	gastrorrhoea	36	hepatorrhea
37	cystorrhoea		

C

1	enterorrhea	2	osteosis
3	nephroblast	4	dermatoscopy
5	myofibrosis	6	pneumotoxin
7	cystocarcinoma	8	uropyonephrosis
9	haemocytoblast	10	lymphotoxemia
11	leukoblastosis	12	scleroderma
13	fibremia	14	cystine
15	quininism	16	bronchadenitis
17	myelinopathy	18	insulopathic
19	urinoma	20	protohematin
21	phlebismus	22	thyrocele
23	myoidism	24	adenoiditis

练习三 分析下列单词汉语翻译的特点

1	osteorrhagia	骨出血
2	osteosclerosis	骨硬化症
3	neurosarcoma	神经肉瘤
4	sarcomatous	肉瘤的
5	dermatitis	皮炎
6	dermatorrhagia	皮肤出血
7	lipomatosis	脂肪过多症
8	lipoidaemia	脂血症
9	fibroblast	成纤维细胞
10	carcinosarcoma	癌肉瘤
11	pyorrhea	脓溢
12	bronchorrhoea	支气管黏液溢
13	toxaemia	毒血症
14	osteoblast	成骨细胞
15	sarcomatosis	肉瘤病

练习四 医护英语考试高频词汇

1	osteoarthritis	骨关节炎
2	sarcoma	肉瘤
3	dermatitis	皮炎
4	epiderm	表皮
5	hypodermic	皮下的
6	endermic	经皮肤发生作用的，皮下的
7	lipase	脂（肪）酶
8	lipoid	类脂（的）；脂质（的）
9	fibroadenoma	纤维腺瘤
10	toxaemia（＝toxemia）	毒血症

皮、耳

词根	theli-	/ˈθiːlɪ/	皮
	ot-	/əʊt/	耳
前缀	end-	/end/	内,内膜,粘膜
	endo-	/ˈendə/	
	ent-	/ent/	
	ento-	/ˈentə/	
	peri-	/ˈperɪ/	周,外膜
	para-	/ˈpærə/	旁(组织),周,障碍
	par-	/pær/	
	epi-	/ˈepɪ-/	上,表
	meso-	/ˈmesə/	中(层),系膜
	mes-	/mes/	

前缀 end 与心血管系统的结构名称结合时,表示"内膜";与消化、呼吸系统结合时,表示"黏膜"。

示例

1	epithelium	上皮
2	endothelium	内皮
3	perithelium	周皮
4	mesothelium	间皮
5	parathyroid	甲状旁腺
6	parotitis	腮腺炎

练习一　词语连线

1	mesencephalitis	A	成内皮细胞瘤
2	ototomy	B	心内膜心包心肌炎

3	mesogastrium		C	血栓性动脉内膜切除术
4	perimetry		D	胃系膜
5	parathyrotoxicosis		E	上腹痛
6	endothelioblastoma		F	甲状旁腺中毒症
7	endoperimyocarditis		G	耳切开术
8	epigastralgia		H	内疝
9	entocele		I	视野测量法
10	thromboendarterectomy		J	中脑炎

练习二 朗读下列单词并译成汉语

A

1	otalgia		2	otalgic
3	otitis		4	otitic
5	otic		6	otolith
7	otology		8	otologist
9	otologic		10	otoneuralgia
11	otopathy		12	otopyorrhea
13	otorrhagia		14	otorrhea
15	otoscopy		16	otoscope
17	otoscopic		18	otosteal
19	lymphotorrhoea		20	otopyosis

B

1	endolymph		2	endotoxin
3	endotoxoid		4	endogastric
5	endotracheal		6	endothelium
7	endotheliitis		8	endothelioblastoma, endoblastoma
9	endothelioma		10	endotheliosarcoma
11	hemangioendothelioblastoma		12	hemangioendothelioma
13	lymphangio-endothelioma		14	lymphangio-endothelioblastoma
15	endangic		16	endangitis
17	endangium		18	endarteritis
19	endarterium		20	endocarditis
21	endocardium		22	endomyocarditis, myoendocarditis

23 thrombo-endocarditis	24 endoneuritis
25 endoneurium	26 endophlebitis
27 endosteum	28 endosteitis
29 thromboendarterectomy	30 endobronchitis
31 endotracheitis	32 endocystitis
33 endo-enteritis	34 endogastritis
35 endogastrectomy	36 endotheliosarcoma
37 endotheliocytosis	38 endotheliofibroma
39 endotosope	40 endoscope
41 endoscopy	42 periadenitis
43 periangitis	44 periangioma
45 peribronchitis	46 pericholangitis
47 pericholecystitis	48 pericystitis
49 pericyte	50 periderm
51 perithelium	52 perithelioma
53 perienteritis	54 peritracheitis
55 perigastritis	56 perihepatitis
57 perilymphangitis	58 perinephritis
59 periphlebitis	60 pericephalic
61 pericerebral	62 periotic
63 perirenal	64 periarteritis
65 pericardiectomy	66 pericardiorrhaphy
67 pericardiostomy	68 pericardiotomy
69 pericarditis	70 pericardium
71 peripericarditis	72 perimyo-endocarditis
73 endopericarditis	74 endoperimyocarditis
75 cardiopericarditis	76 pyopericarditis
77 pneumopericardium	78 pneumopyopericardium
79 hematopericardium	80 pyopneumopericardium
81 perimyelitis	82 perimyelography
83 perineuritis	84 perineurium
85 periosteoma	86 periosteopathy
87 periosteorrhaphy	88 periostotome
89 periostotomy	90 periosteum
91 periostitis, periosteitis	92 paracystic

93	paracystitis	94	paracystium
95	paradenitis	96	parahepatic
97	parahepatitis	98	paranephric
99	paranephritis	100	pararenal
101	paraneural	102	parasplenic
103	parosteitis	104	parathyroid，parathyroidium
105	parathyroidectomy	106	thyroparathyroidectomy
107	parotitis	108	paragraphia
109	paralgia	110	paruria
111	paracholia	112	epicerebral
113	epicystitis	114	epigastric
115	epigastralgia	116	epigastrium
117	epigastrorrhaphy	118	parepigastric
119	epinephrin，adrenalin	120	epinephritis
121	epinephroectomy，adrenalectomy	122	epinephrinemia
123	epinephroma	124	epithelium
125	epithelioblastoma	126	epithelioid
127	epiderm	128	epidermatitis，epidermitis
129	epidermatic	130	epidermoidal
131	epidermoma	132	neuroepithelioma
133	myo-epithelium	134	cysto-epithelioma
135	lympho-epithelioma	136	thyreoepithelioma
137	adeno-epithelioma	138	mesonephroma
139	mesarteritis	140	mesophlebitis
141	mesenterectomy	142	mesenteriorrhaphy
143	mesenteritis	144	mesenterium
145	mesogastrium	146	mesocardium
147	mesocyst	148	mesopneumonium
149	mesoneuritis	150	mesothelioma
151	mesothelium		

练习三 分析下列单词汉语翻译的特点

1　otectomy　　　　耳组织切除术
2　othematoma　　　耳血肿
3　othemorrhea　　　耳出血

4	otocephalus	无下颌并耳畸胎
5	otocerebritis	中耳炎性脑炎
6	otocyst	听泡,听囊
7	otoencephalitis	中耳(性)脑炎
8	otosis	错听
9	endotheliosis	内皮增殖
10	endotoxicosis	内因性中毒
11	endometry	内腔容积测定法
12	endonephritis	肾盂炎
13	endopathy	内因病
14	endosteoma, endostoma	骨髓腔肿瘤,内生骨瘤,中心性骨瘤
15	endostosis	软骨骨化
16	endoblast, entoblast, endoderm	内胚层
17	gastroperiodynia	周期性胃痛
18	periostosis	骨膜骨赘形成
19	peripneumonia, peripneumonitis	胸膜肺炎
20	periencephalitis	脑表层炎
21	periencephalography	脑膜造影术
22	periencephalomeningitis	脑皮质脑膜炎
23	perithyroiditis, perithyreoiditis	甲状腺囊炎
24	periendothelioma	周皮内皮瘤
25	periepithelioma	周皮上皮瘤
26	perilympha, perilymph	外淋巴
27	perimeningitis	硬脑(脊)膜炎
28	perimeter	视野计
29	perimyelitis	脊髓膜炎
30	perimyelography	脊髓周造影术
31	parahaematin	变性正铁血红素
32	paramyelin	延髓磷脂
33	paranephric	肾旁的,肾上腺的
34	paranephritis	肾周炎,肾上腺炎
35	paranephroma	肾上腺瘤
36	para-enteric	伤寒样的
37	paraneurorrhaphy	间接神经缝术
38	parencephalia	脑不全(畸形)

39	parencephalitis	小脑炎
40	parencephalocele	小脑突出
41	parencephalous	脑不全(畸形)的
42	parenteral	肠胃外的,不经肠的
43	parosteosis	骨膜外组织骨化
44	epiblast	外胚层
45	epicardium	心外膜,心包脏层
46	epicystotomy	耻骨上膀胱切开术
47	epicyte	细胞膜,上皮细胞
48	epicytoma	上皮瘤,上皮癌
49	epigastrius	上腹部寄生胎
50	epineurium	神经外膜
51	episcleritis	巩膜外层炎
52	episcope	反射投影灯,物面检查器
53	episplenitis	脾被膜炎
54	epitheliosis	上皮增殖
55	epitoxoid	弱亲和类毒素
56	epimyocardium	心肌(心)外膜(胚胎)
57	epicystitis	膀胱上组织炎
58	epiderm	表皮
59	epidermatoid	表皮样的
60	epigastrocele	上腹疝
61	mesodermal,mesodermic	中胚层的
62	mesendoderm	中内胚层
63	mesoderm	中胚层
64	mesoblastic	中胚层的
65	mesoscope	中视镜
66	mesocardia	(正)中位心
67	mesohemin	中氯化血红素
68	mesocytoma	结缔组织瘤
69	mesoneuritis	神经间质炎

练习四 医护英语考试高频词汇

| 1 | epithelium | 上皮 |
| 2 | otitis | 耳炎 |

3	otorhinolaryngology	耳鼻咽喉科学
4	endocrine	内分泌
5	endoscope	内镜
6	pericardium	心包
7	paracrine	旁分泌
8	epiderm	表皮
9	epidural	硬膜外的
10	mesencephalon	中脑

营养、力（无力）、感觉、紧张

前缀	a-	/ə/	无,缺乏
	an-	/ən/	
	hyper-	/ˈhaɪpə/	过多,(机能)亢进
	hypo-	/ˈhaɪpəʊ/	过低,(机能)减退
	hyp-	/haɪp/	
	dys-	/dɪs/	(机能)障碍
词根	troph-	/trɒf/	营养
	-atrophy	/ˈætrəfɪ/	萎缩(可单用)
	-hypertrophy	/haɪˈpɜːtrəfɪ/	肥大(可单用)
	-hypotrophy	/haɪˈpɒtrfɪ/	营养不良(可单用)
	-dystrophy	/ˈdɪstrəfɪ/	营养障碍,营养不良(可单用)
	sthen-	/sθen/	力
	-asthenia	/æsˈθiːnɪə/	无力,(机能)衰弱(可单用)
	aesthes-	/ˈesθiːs/	感觉
	-anaesthesia	/ænesˈθiːzɪə/	感觉缺失,麻醉(可单用)
	ten-	/ten/	紧张,张力
	ton-	/təʊn/	
	tension	/ˈtenʃən/	(可单用)
	-atonia	/əˈtəʊnɪə/	张力缺失,弛缓(可单用)

示例

1	acardia	无心(畸形)
2	acardius	无心(畸胎)
3	myohypertrophy，hypermyotrophy	肌肥大
4	hyperlipemia	血脂过多
5	hypolipemia	血脂过少
6	hyperthyroidism	甲状腺机能亢进
7	hypothyroidism	甲状腺机能减退

练习一 词语连线

1	anencephalemia	A	心肥大

2	amyocardia	B	甲状旁腺机能减退
3	myelasthenia	C	脂代谢障碍
4	hypercardia	D	膀胱萎缩
5	hyporrhea	E	血脂过多
6	lipodystrophia	F	脑贫血
7	cystatrophia	G	脊髓性神经衰弱
8	angiodystrophia	H	血管营养障碍
9	hypoparathyreosis	I	轻度出血
10	hyperlipemia	J	心肌无力

练习二 朗读下列单词并译成汉语

A

1	trophocyte	2	trophology
3	trophoneurosis	4	trophopathia，trophonosis
5	myotrophoneurosis	6	myotrophy
7	angiotrophoneurosis	8	angiotrophic
9	paratrophia，paratrophy	10	sthenic
11	myosthenometer	12	aesthesiometer
13	tension	14	tensiometer
15	tense	16	tensional
17	tonograph	18	tonogram
19	tonometer	20	tomometry
21	tonus	22	myotonometer

B

1	acardius	2	acardia
3	acephalia，acephalism	4	acephalus
5	acephalocardia	6	acephalocardius
7	acephalostomia	8	acephalous
9	adermia	10	amyelencephalia
11	amyelencephalus	12	amyelia
13	anencephalia	14	anotia
15	astomia	16	apneumia
17	agastria	18	astomus
19	acerebral	20	acholia
21	acholic	22	alymphia
23	alymphocytosis	24	acephalemia

25 anadenia	26 anadrenalismus，anadrenia
27 anhepatia	28 anhepatic
29 athyria	30 athyroidemia
31 atoxic	32 atrophy，atrophia
33 myatrophy，amyotrophia，amyotrophy	34 gastratrophia
35 splenatrophia	36 cystatrophia
37 encephalatrophy	38 myelatrophy
39 dermatatrophia	40 atrophoderma
41 atrophodermatosis	42 acardiotrophia
43 asthenia	44 asthenic
45 neurasthenia	46 neurasthenic
47 angiasthenia	48 myasthenia，amyosthenia
49 myasthenic	50 gastrasthenia，gasterasthenia
51 nephrasthenia	52 encephalasthenia
53 adenasthenia	54 esthesis
55 anaesthesia，anesthesia	56 esthesiography
57 esthesiology	58 esthesioneurosis
59 cardianesthesia	60 amyo-esthesia
61 anesthesimeter	62 anesthesiology
63 anesthesiologist	64 esthesiometry
65 atonia，atony	66 atonic
67 myatonia，amytonia，myatony	68 gastroatonia
69 cholecystatony	70 hyperadrenalismus，hyperadrenia
71 hypercholia	72 hyperhepatia
73 hyperlipaemia，hyperlipoidemia	74 hyperliposis
75 hyperparathyreosis，hyperparathyreoidism	76 hyperthrombinaemia
77 hyperthyrea，hyperthyroidosis，hyperthyreosis，hyperthyroidism	78 hyperthyroid
79 gastrohyperneuria	80 hypertrophy
81 hypertrophic	82 hypersplenotrophy
83 lymphadenhypertrophy	84 hypercardiotrophy
85 hypermyotrophy	86 hypernephrotrophy，nephrohypertrophy

87	hypertension	88	hypertonia
89	hypertonic	90	hypertonus
91	angiohypertonia	92	hypermyotonia
93	hyperepinephrinemia，hyperepinephry	94	hyperneuria
95	hyperparotidism	96	hypersplenia，hypersplenism
97	hyperthrombocytemia	98	hyperthyroidation
99	hypalgia，hypoalgesia，hypalgesia	100	hypoadenia
101	hypoadrenalismus，hypoadrenia，hypadrenia，hypoepinephria，hypoepinephry	102	hypocholia
103	hypocholuria	104	hypocythaemia，hypocytosis
105	hypohepatia	106	hypoerythrocythemia
107	hypoleucocytosis	108	hypolipaemia
109	hypoliposis，lipopenia	110	hypoparathyreosis，hypoparathyroidism
111	hypothyreosis，hypothyrosis，hypothyroidism	112	hypothyroidation
113	gastrohyponeuria	114	hypothrombinemia
115	hypomyotonia	116	hypotrophy
117	hypotension	118	hypotonia，hypatonia
119	hypotonus	120	angiohypotonia
121	hypaesthesia	122	dysadrenia
123	dyshepatia	124	dysneuria
125	dysthyroidea，dysthyreoidism	126	dysuria
127	dystrophia	128	dystrophoneurosis
129	angiodystrophia	130	myodystrophia
131	cardiodystrophia	132	hematodystrophia
133	osteodystrophia	134	dystonia
135	dystonic	136	dysmyotonia
137	dyscholia		

练习三　分析下列单词汉语翻译的特点

1	lipotrophy	脂肪增多
2	lipotrophic	脂肪增多的
3	trophoblast	滋养层

4	trophoblastoma	绒毛膜上皮癌
5	sthenometer	肌力计
6	sthenometry	体力测量法
7	paraesthesia	感觉异常
8	tensiometer	表面张力计
9	tonoscope	张力计
10	neurotonia	神经张力不稳定
11	neurotonometer	皮肤紧张度计
12	myotonia, myotony, myotonus	肌强直
13	gastrotonometer	胃内压测量器
14	gastrotonometry	胃内压测量法
15	angiotonica, angiotonics	血管收缩剂
16	gastrotonica	健胃剂
17	amyelineuria	脊髓机能缺失
18	anemia, anaemia	贫血
19	leucanaemia，leucanemia	白血病性贫血
20	toxanemia	中毒性贫血
21	anematosis	全身性贫血
22	hyperaemia	充血
23	hypemia，hyphemia，anemia	贫血
24	acerebral	去大脑的
25	acholuria	无胆色素尿
26	agraphia	书写不能
27	aleukaemia	白细胞缺乏症
28	amyeloidemia	无髓细胞血症
29	anerythrocyte	无色红细胞
30	athrombia	血凝固不全
31	analgic	痛觉缺失的
32	analginum	安乃近
33	acardiohemia	心内血液缺失
34	athyroidism	甲状腺机能缺失
35	atom	原子
36	atomology	原子学
37	atomism	原子论
38	asthenometer	肌无力测量器
39	cardiasthenia	心神经衰弱

40	cerebrasthenia	脑病性衰弱
41	thyrasthemia	甲状腺性神经衰弱
42	otoneurasthenia	耳病性神经衰弱
43	thromasthenia, thrombocytasthenia	血小板机能不全
44	esthesioneuroblastoma	成感觉神经细胞瘤
45	esthesioscopy	痛觉定界法
46	aneuria	神经力不足
47	aneuric	神经力不足的
48	gastraneuria	胃神经机能不良
49	cardianeuria	心力不足
50	hyperadenosis	腺增大
51	hyperalgia	痛觉过敏
52	hyperencephalus	裂顶露脑畸胎
53	hypercytosis	血细胞过多
54	hypercythemia	红细胞过多症
55	hyperinsulinism	胰岛素分泌过多
56	hyperlithuria	多尿酸尿
57	hyperhypercytosis	中性白细胞过多性白细胞增多
58	hyperhypocytosis	中性白细胞过多性白细胞减少
59	hypermyelohemia	脊髓充血
60	hyperuresis	多尿症
61	hyperuricuria	尿内尿酸过多
62	hypersthenia	体力过盛
63	hyperaesthesia	感觉过敏
64	hypertensin, angiotonin	高血压蛋白
65	hyperneuroma	神经增殖过度
66	hyperosteopathy	剧性骨病
67	hypertoxic	剧毒的
68	hyperuricemia	血(内)尿酸过多
69	hypencephalon	下脑(指中脑、脑桥与延髓)
70	hypoblast	下胚层、内胚层
71	hypocardia	低位心
72	hypoderma, hypoderm, hypodermis	皮下组织
73	hypodermatic, hypodermic	皮下的
74	hypogastrium	下腹部
75	hypogastalgia	下腹痛

76	hypogastrocele	下腹疝
77	hypodynia	轻痛
78	hypogastrohemia	下腹出血
79	hyponeuria	神经机能不足
80	hypoinsulinismus	胰岛素分泌减少
81	hypolymphaemia	血(内)淋巴细胞减少
82	pneumohypoderma	皮下气肿
83	hyposthenia	衰弱
84	hyposthenic	衰弱的
85	hypotonic	低渗的
86	hyposcleral	巩膜下的
87	hypostomia	小嘴(畸形)
88	hypostosis	骨发育不全
89	hypouricuria	尿内尿酸过少
90	hypouremia	血(内)尿素过少
91	dysaemia，dysemia，dyshemia	血循环障碍
92	dysenteria，dysentery	痢疾
93	dysenteric	痢疾的
94	dysgraphia	书写困难
95	dysinsulinismus，dysinsulinosis	胰岛素(分泌)机能障碍
96	dysostosis	骨发育障碍,成骨不全
97	dysgrammatism	语法错乱
98	hepatodysentery	肝病痢疾
99	paradysenteria，paradysentery	副痢疾
100	hepatodystrophy	急性黄色肝萎缩
101	dysarteriotony	血压异常
102	neurodystonia	神经紧张不全
103	dysaesthesia	感觉迟钝
104	cardiodysesthesia	心感觉失调
105	cardiodysneuria	心神经机能失调

练习四　医护英语考试高频词汇

1	anemia	贫血,贫血症
2	anesthesia	感觉缺失;麻醉
3	hypertension	高血压
4	hypodermic	皮下的

5	hypotension	低血压
6	dysfunction)	功能障碍
7	atrophy	（器官,组织等）萎缩
8	myasthenia	肌无力,肌衰弱
9	dystonia	肌张力障碍
10	dystrophy	营养不良,营养障碍

氧、氢、氯、碳、氨、酸

前缀	mon-	/mɒn/	单,一
	mono-	/ˈmɒnəʊ/	
	di-	/daɪ/	二
	de-	/diː/	脱
词根	ox-	/ɒks/	氧,酸
	oxy-	/ˈɒksɪ/	
	oxi-	/ˈɒksɪ/	
	hydr-	/haɪdr/	氢,水
	chlor-	/klɔːr/	氯,绿色
	carb-	/kɑːb/	碳
	carbon-	/ˈkɑːbən/	
	amin-	/ˈæmɪn/	氨
	acid-	/ˈæsɪd/	酸
后缀	-ide	/aɪd/	化合物(用于无氧酸的盐)
	-ate	/eɪt/	盐,化合物(用于含氧酸的盐)

示例

1 oxide 氧化物(＝oxidum)

2 monoxide 一氧化物

3 dioxide 二氧化物

4 dehydration 脱水(作用)

练习一 词语连线

1 oxidation   A 氧化障碍,氧化不足

2 anoxia   B 心包积水

3 dysoxidation   C 氧化作用

4 hydropenic   D (体内)缺水的

5	hydropericarditis	E	氧化力不足
6	asthenoxia	F	缺氧（症）
7	anhydraemia	G	氯化物测定法
8	chloramin(e)	H	积水性心包炎
9	hydrocardia	I	缺水血症
10	chloridimetry	J	氯胺

练习二 朗读下列单词并译成汉语

A

1	lipoxidaemia，lipacidaemia	2	anoxemia
3	anoxemic	4	hyperoxemia
5	hypoxaemia	6	hyperoxia
7	hypoxia	8	hyperoxidation
9	hypoxidosis	10	oxyhemograph
11	hydride	12	hydration
13	hydrencephalitis	14	hydrencephalomeningocele
15	hydrocephalus, hydrencephal	16	hydrocephalic
17	hydrohepatosis	18	hydromeningocele
19	hydromyelia, hydromyelocele	20	hydroparotitis
21	hydropenia	22	hydroperinephrosis
23	hyperhydremia	24	hydroxidum, hydroxide
25	anhydrous	26	chloridaemia, chloraemia
27	chloridimeter, chloridometer	28	chloridum, chloride
29	chloriduria	30	chlorimetry, chlorometry
31	chlorine, chlorum	32	chlorination
33	chlorinism	34	chlorolymphoma
35	chlorolymphosarcoma, chlorolymphoma	36	chloroma
37	chlorometer	38	chloromyeloma
39	chlorosarcoma	40	chlorosarcomyeloma
41	chloruria, chloriduria	42	hydrochloride
43	hydrochlorate, hydrochloride	44	hydrocholesterol
45	hydrocholine	46	anhydrochloric
47	hyperchloremia	48	hyperchloruria
49	hypochloridemia	50	hypochloremic
51	hypochloruria	52	carbo

53 carbohydrate	54 carbohydraturia
55 carbometer，carbonometer	56 carbometry，carbonometry
57 carbon，carboneum	58 carbonic
59 carbonate	60 carbonide
61 hydrocarbon	62 hydrocarbonism
63 amine	64 amino
65 aminuria，aminosuria	66 aminolipin
67 aminomyelin	68 acid，acidum
69 acidaemia	70 acidaminuria，amino-aciduria
71 acidimeter	72 acidimetry，acidometry
73 acidimetric	74 acidismus，acidism，acid-intoxication
75 acidocyte	76 aciduria
77 aminoacidaemia	78 hydracid
79 hyperacid	80 hyperacidaminuria
81 hyperaminoacidemia	82 hypoaminoacidemia
83 hypacidemia	84 oxacid，oxyacid
85 cholicacid	86 amino-acid
87 hydrochloric acid	88 carbonic acid
89 hematic acid	90 uric acid
91 lipacidaemia，lipoxidaemia	92 lipaciduria
93 monomyositis	94 mononeural
95 mononeuritis	96 monadenoma
97 monatomic	98 monocyst
99 monogastric	100 monohydric
101 mononephrous	102 mono-osteitis
103 monopathic	104 monotic
105 diatomic	106 dicephalia，dicephalism
107 digastric	108 diotic

B

1 hyperoxidation	2 hydride
3 hydration	4 hydroxide
5 chloride	6 hydrochloride
7 hydrochlorate	8 carbohydrate
9 carbonate	10 carbonide
11 monochloride	12 carbon monoxide

13 carbon dioxide	14 dihydrate
15 deoxidation	16 dechlorination
17 dehydration	18 defibrination

C

1 lipacidaemia，lipoxidaemia	2 lipaciduria
3 monaminuria	4 monochloride
5 diacid	6 diamine
7 diamino-acid	8 diaminuria
9 dichloramine	10 dihydric
11 dihydrocholesterol	12 decholin，dehydrocholic acid

练习三 分析下列单词汉语翻译的特点

1	oxymetry，oximetry	血氧定量法
2	oxyhematin	氧合正铁血红素
3	oxigram	血氧谱
4	oximeter	血氧计
5	oxycholine	羟基胆碱
6	gastroxia	胃酸过多(症)
7	oxyhemograph	血氧测定器
8	oxymyohematin	氧化肌细胞色素
9	hydric	含氢的
10	hydraemia，hydrohemia	血水分过多(症),稀血症
11	hydrencephalocele	水肿性脑突出
12	hydrocele	水囊肿,阴囊水囊肿
13	hydrocelectomy	水囊肿切除术
14	hydrocystadenoma	汗腺腺瘤
15	hydrocystoma	汗腺囊瘤
16	hydroderma	皮肤水肿
17	hydrohematonephrosis	肾积血尿
18	hydrogaster，ascites	腹水
19	hydrology	水文学
20	hydroma	水囊瘤
21	hydromeningitis	浆液性脑膜炎,角膜后弹力层炎
22	hydrometer	(液体)比重计
23	hydrometry	(液体)比重测定法
24	hydromyoma	水囊性肌瘤

25	hydronephrosis，nephrydrosis	肾盂积水
26	hydronephrotic	肾盂积水的
27	hydropathy	水疗法
28	hydropyonephrosis	肾盂积尿脓
29	hydrorrhoea	液溢
30	hydrosarcocele	睾丸积水肉样肿
31	hydroscope	检湿器
32	hydrotomy	注水解剖术
33	hydrepigastrium	腹膜肌间积水
34	hydropathic	水疗的
35	hydroenal	肾水肿的
36	hydradenitis，hydro-adenitis	汗腺炎
37	hydradenoma	汗腺瘤
38	hydrangeitis	淋巴管炎
39	hydrangiography	淋巴管论,淋巴管造影术
40	hydrangiology	淋巴管学
41	hydrangiotomy	淋巴管切开术
42	gastrohydrorrhea	胃液溢
43	hydroxycholine	羟胆碱
44	hydrouria	稀尿,尿量增多
45	hydruria	多尿
46	hydruric	多尿的
47	anhydride	脱水的,酐
48	anhydromyelia	脊髓液缺乏
49	chloranemia，chloro-anemia，chlorosis	萎黄病,绿色贫血
50	chloranemic	萎黄病的
51	chloroleucemia	绿色瘤性白血病
52	chloro-erythroblastoma	绿瘤成红细胞瘤
53	chlorosis	萎黄病,绿色贫血
54	chlorous	亚氯酸的
55	chloruraemia	氯血症
56	chloruresis	尿氯排出
57	achlorhydria	胃酸缺乏
58	achloride	非氯化物
59	hyperchloride	过氯化物

60	hypochloridation	(组织)氯过少
61	hyperchlorhydria, hyperhydrochloria, gastroxia，gastroxy	胃酸过多
62	hypochlorhydria, hypohydrochloria	胃酸过少
63	carbohaemia, carbohemia	碳酸血症
64	carbonuria	碳酸尿
65	acarbia	血液碳酸盐缺乏
66	aminosis	氨基酸过多症
67	acidocytopenia	嗜酸白细胞减少
68	acidocytosis	嗜酸白细胞增多
69	acidosis, oxyosis	酸中毒
70	acidosic	酸中毒的
71	hydramine	羟基胺
72	pyolipic acid	绿脓杆菌脂酸
73	urinacidometer	尿氢离子(浓度)测定器
74	monoanasthesia	单麻术
75	monoblast	成单核细胞
76	monoblastoma	成单核细胞瘤
77	monocephalus	单头联胎
78	monocyte	单核细胞
79	monocytopenia, monopenia	单核白细胞减少
80	monocytosis	单核白细胞增多
81	monacid, monoacid	一元酸的,一价酸的
82	monamine	单胺
83	monocardiogram	心电向量图
84	monostoma	单盘吸虫属
85	distomatosis	双盘吸虫属
86	di-insulin	二合胰岛素
87	dioxygen	过氧化氢溶液
88	detoxication	解毒(作用)
89	dechloridation	除盐
90	decerebration	去脑(法)
91	dechloruration	减尿氯(作用)
92	dehydrocholin	脱氢胆酸

练习四 医护英语考试高频词汇

1	monocyte	单核细胞
2	monoplegia	单瘫
3	monoploid	单倍体
4	degenerate	变质;变性
5	degenerative	退化性的
6	degradation	退化;降解;衰变
7	dehydration	脱水,失
8	deoxyribose	脱氧核糖
9	carbon dioxide	二氧化碳
10	amino acid	氨基酸

糖、蛋白（质）、球（蛋白）

词根	glyc-	/glaɪk/	糖
	gluc-	/gluːk/	
	prote-	/ˈprəutiː/	蛋白
	protein-	/ˈprəutiːn/	蛋白质
	album-	/ælˈbjuːm/	白
	albumin-	/ælˈbjuːmɪn/	白蛋白
	glob-	/gləub/	球
	globin-	/ˈgləubɪn/	球蛋白,红蛋白
	globulin-	/ˈglɒbjulɪn/	球蛋白
后缀	-ol	/ɒl/	醇
	-sterol	/ˈstɪərɒl/	固醇
	-ase	/eɪs/	酶
	-gen-	/dʒən/	原
	-genesis	/ˈdʒenɪsɪs/	生成,(病)形成,(组织)发生
	-lysis	/(ˈɒ)lɪsɪs /	分解,溶解,松解术
	-lysin	/(ˈɒ)lɪsɪn/	溶……素
	-lytic	/ˈlɪtɪk/	溶解的

示例

1　glycogen　　　　　糖原

2　glycogenesis　　　糖原生成

3　glycogenase　　　糖原酶

4　glycolysis　　　　（糖）酵解

5　cytolysin　　　　溶细胞素

6　cholesterol　　　胆固醇

练习一 词语连线

1　hepatoglycaemia　　　　　A　胆固醇沉着（病）

2　proteotoxin　　　　　　　B　正（高）铁血红素原

3	cholesterolosis	C	过敏毒素
4	anhydrase	D	糖酵解的
5	hematinogen	E	肺炎球菌自溶酶
6	glycolytic	F	肌浆球蛋白酶
7	pneumolysin	G	脱水酶
8	dermatolysis	H	胃蛋白溢
9	myosinase	I	皮肤松垂
10	gastroalbumorrhea	J	糖原病

练习二 朗读下列单词并译成汉语

A

1	glycohemia	2	glycolipin
3	glycopenia	4	glycorrhea
5	aglycaemia	6	glycosuria
7	aglycosuria	8	urinoglucosometer
9	hyperglycaemia	10	hypoglycaemia
11	hyperglycodermia	12	glycosamine
13	hypoglycemic	14	hypoglycemosis
15	protein	16	proteinic
17	proteinemia	18	proteinology
19	proteinate	20	proteinuria
21	proteoid	22	proteolipin
23	myoprotein	24	neuroprotein
25	glycoprotein	26	lipoprotein
27	hypoproteinemia	28	hypoproteinia
29	hypoproteinic	30	hyperproteinemia
31	hypoproteinosis	32	albumin
33	albuminemia	34	albuminimeter
35	albuminimetry	36	albuminocholia
37	albuminoid	38	albuminorrhea
39	albuminosis	40	albuminuria
41	myo-albumin	42	hyperalbuminemia
43	hypalbuminemia	44	acidalbumin
45	acidalbuminuria	46	globin
47	myoglobin	48	globinometer
49	hematoglobin	50	hemoglobinemia

51	hemoglobinocholia	52	hemoglobinometer
53	hemoglobinometry	54	hemoglobinuria
55	oxyhaemoglobin	56	oxyhaemoglobinometer
57	carbohemoglobin	58	carboxyhemoglobin
59	globoid	60	globulin
61	globulinemia	62	globulinuria
63	myoglobulin	64	neuroglobulin
65	hepatoglobulin	66	hemoglobinorrhea
67	hyperglobulinemia		

B

1	sterol	2	steroid
3	cholesterol	4	cholesteraemia
5	cholesterinuria	6	hypercholesterolemia
7	hypocholesteremia	8	dihydrocholesterol
9	dehydrocholesterol	10	proteinase
11	insulinase	12	oxidase
13	oxydasic	14	hydrase
15	carbohydrase	16	deaminase
17	dehydrase	18	angiotoninase
19	lipase	20	lipoxidase
21	hypertensinase	22	proteinogen
23	thrombinogen	24	thrombinogenesis
25	fibrinogen	26	fibrinogenase
27	toxogen	28	thyrogenic
29	endogenous	30	insulinogenic
31	afibrinogenemia	32	hypertensionogen
33	oxygenase	34	oxygen
35	oxygenation	36	hydrogen
37	hydrogenase	38	dehydrogenase
39	hydrogenation	40	dehydrogenation
41	deoxygenation	42	fibrinogenopenia
43	neurogenesis	44	myomagenesis
45	nephrogenesis	46	lithogenesis
47	hematogenesis	48	cytogenesis
49	leukocytogenesis	50	myelogenesis
51	osteogenesis	52	sarcomagenesis

53	lipogenesis	54	cephalogenesis
55	pyogenesis	56	hydrogenide
57	glycogen	58	glycogenase
59	glycogenosis	60	arteriogenesis
61	angiogenesis	62	neuropathogenesis
63	algogenesis	64	cardiogenesis
65	asthenogenia	66	esthesiogenesis
67	esthesiogenic	68	hyperoxygenation
69	hypofibrinogenemia	70	thrombogenic
71	thrombogenesis	72	lymphogenesis
73	pyogenous	74	albuminogenous
75	hemoglobinogenous	76	cytogenous
77	myelogenous	78	thyrogenous
79	nephrogenous	80	neurogenous
81	urogenous	82	hematogenous
83	hemorrhagenic	84	lymphogenous
85	lithogenous	86	cardiogenic
87	entergenous	88	hepatogenic
89	angiogenic	90	gastrogenic
91	pathogenic	92	algogenic
93	carbohydrogenic	94	anhepatogenic
95	splenogenic	96	neurolysin
97	hepatolysin	98	nephrolysin
99	hemolysin	100	cytolysin
101	leukocytolysin	102	erythrocytolysin
103	thyrolysin	104	dermolysin
105	fibrinolysin	106	carcinolysin
107	epitheliolysin	108	albuminolysin
109	endolysin	110	endotheliolysin
111	thrombolysin	112	thyrolytic
113	thrombolytic	114	neurolytic
115	hemolytic	116	anhemolytic
117	hepatolytic	118	gastrolysis
119	cardiolysis	120	nephrolysis
121	litholysis	122	hemocytolysis
123	hemolysis	124	cytolysis

125	cythemolysis	126	erythrocytolysis
127	leukocytolysis	128	thrombocytolysis
129	sarcolysis	130	lipolysis
131	fibrinolysis	132	albuminolysis
133	epitheliolysis	134	hydrolysis
135	hypoglycogenolysis	136	hyperglycogenolysis
137	globulolysis	138	pneumolysis
139	thrombolysis	140	aminolysis
141	glycogenolysis		

练习三 分析下列单词汉语翻译的特点

1	hepatoglycaemia	糖原病
2	cytoglycopenia	血细胞糖分过少
3	pathoglycemia	血糖异常
4	dysglycaemia	血糖代谢障碍
5	proteinosis	蛋白沉积症
6	proteotoxin	过敏毒素
7	albuminate	变性蛋白
8	albuminoscope	(尿)白蛋白测定器
9	gastroalbumorrhea	胃蛋白溢
10	globule	血细胞,球剂
11	globulimeter	血细胞计算器
12	globulism	红细胞增多症
13	hyperglobulia	红细胞过多(症)
14	carboxhemoglobinemia	一氧化碳中毒,血红蛋白血症
15	paraglobulin	副球蛋白
16	paraglobulinuria	副球蛋白尿
17	glycol	甘醇
18	cholesterolosis	胆固醇沉着(病)
19	epidihydrocholesterol	表二氢胆固醇
20	episteroid	表式固类
21	oxycholesterol	羟胆固醇
22	epicholesterol	表胆固醇
23	glucase	葡萄糖化酶
24	hepatase	肝解毒酶
25	myosinase	肌浆球蛋白酶

26	urase	尿素酶
27	cytase	细胞溶酶
28	adenase	腺嘌呤酶
29	anhydrase	脱水酶
30	gene	基因
31	cytogene	细胞基因
32	neurogen	神经原质
33	myogen	肌蛋白
34	pathogen	病原体
35	haematinogen	正铁血红素原
36	hematogen	血母,生血质
37	dermatogen	皮肤抗原
38	carcinogen	致癌物
39	toxogenin	过敏毒源素
40	toxigenic	产毒的
41	hydrogenesis	氢解作用
42	carcinogenesis	致癌作用
43	adermogenesis	皮肤发育不全
44	hypergenesis	发育过度
45	hypergenetic	发育过度的
46	hyperosteogeny	骨发育过度
47	hypogenesis	发育不全
48	hemogenia	假血友病
49	blastogenesis	芽生
50	pathogenesis	致病原因
51	dysgenesis	发育不全
52	dysgenics	种族推化学,劣生学
53	dysgenopathy	发育障碍病
54	dysosteogenesis	骨发育障碍
55	hypogenous	生于下面的
56	acidogenic	生酸的
57	dioxygen	过氧化物
58	cytopathogenic	致细胞病变的
59	leukogenic	生白细胞的
60	monogen	一价元素
61	cardiolysin	溶心肌素

62	antitoxin	抗毒素
63	proteolysin	蛋白水解素
64	neurolysis	神经组织崩解
65	enterolysis	肠黏连松解术
66	hepatolysis	肝细胞溶解
67	angiolysis	血管破坏
68	dermatolysis	皮肤松垂
69	carcinolysis	癌细胞溶解
70	epidermolysis	表皮松解
71	proteolysis	蛋白水解作用
72	globulolysis	（红）细胞溶解
73	pneumolysin	肺炎球菌自溶酶
74	dyslysin	难溶素
75	acidproteolytic	生酸蛋白质分解的
76	glycolysis	糖酵解
77	glycolytic	糖酵解的
78	hydrolyte	水解质
79	hydrolysate	水解产物
80	hemolysate	溶血产物

练习四 医护英语考试高频词汇

1	glycogen	糖原
2	glycolysis	糖酵解
3	glycosuria	糖尿
4	glucogenesis	糖生成
5	lipoprotein	脂蛋白
6	proteinuria	蛋白尿
7	albumin	白蛋白
8	albuminuria	蛋白尿
9	haemoglobin（＝hemoglobin）	血色素；血红
10	coagulase	血浆凝固酶

眼睛、嘴、鼻

词根	ophthalm-	/ˈɒfθælm/	眼睛
	opt-	/ɒpt/	
	ocul-	/ɒkjʊl/	
	or-	/ɔː/	
	rhin-	/riːn/	鼻
	gloss-	/glɒs/	舌
	pupil-	/pjuːpl/	瞳孔
	odont-	/ˈɒdənt/	牙
后缀	-plasty	/ˈplæstɪ/	成形术
	-plegia	/ˈpliːdʒɪə/	麻痹

示例

1　ophthalmoplasty　　　眼成形术
2　ophthalmoplegia　　　眼肌麻痹
3　rhinoplasty　　　鼻子成形术
4　glossoplasty　　　舌成形术

练习一　词语连线

1　ophthalmalgia　　　　A　口腔学
2　ophthalmitis　　　　B　口腔镜
3　ophthalmomyotomy　　C　口腔炎
4　stomatology　　　　D　鼻痛
5　stomatitis　　　　E　支气管麻痹
6　stomatoscope　　　　F　眼炎
7　rhinalgia　　　　G　贲门成形术
8　rhinitis　　　　H　眼痛
9　bronchoplegia　　　I　眼肌切开术
10　cardioplasty　　　J　鼻炎

练习二 朗读下列单词并译成汉语

A

1	ophthalmalgia	2	ophthalmology
3	ophthalmologist	4	ophthalmus
5	ophthalmectomy	6	ophthalmia
7	ophthalmitis	8	ophthalmodynia
9	ophthalmolith	10	ophthalmomalacia
11	ophthalmomyitis	12	ophthalmomyotomy
13	ophthalmoneuritis	14	ophthalmopathy
15	ophthalmoptosis	16	ophthalmorrhagia
17	ophthalmoscope	18	ophthalmoscopy
19	ophthalmotomy	20	ocular
21	oculist	22	oculus
23	oculistics	24	oculopathy
25	oculonasal	26	stomatology
27	stomatorrhagia	28	stomatopathy
29	stomatalgia	30	stomatitis
31	stomatodynia	32	stomatic
33	stomatocyte	34	stomatosis
35	stomatoscope	36	oral
37	rhinophonia	38	rhino-scopy
39	rhinalgia	40	rhinedema
41	rhinitis	42	rhinodynia
43	rhinometry	44	rhinolith
45	rhinopathia	46	rhinopathy
47	odontolith	48	odontology
49	odontoma	50	odontopathy
51	odontotomy	52	rhinoscopy
53	rhinotomy	54	rhinology
55	rhinorrhagia	56	glossa
57	glossal	58	glossalgia
59	glossectomy	60	glossitis
61	glossocele	62	glossodynia
63	glossology	64	glossopathy
65	glossoptosis	66	glossorrhaphy
67	glossoscopy	68	glossosteresis，glossectomy

69	glossotomy	70	pupillograph
71	pupillometer	72	pupilometry
73	pupilloscope	74	pupilloscopy
75	odontalgia	76	odontalgic
77	odontectomy	78	odontogen
79	odontogenesis	80	odontogenic
81	odontogram	82	odontograph
83	odontography	84	odontoid
85	odontologist	86	odontopathic
87	odontosis		

B

1	ophthalmoplasty	2	ophthalmoplegia
3	oculocutaneous	4	oculopupillary
5	rhinoplasty	6	pupilloplegia
7	odontoplasty	8	glossoplasty

C

1	ophthalmoneuromyelitis	2	monocular
3	uniocular	4	binocular
5	oculonasal	6	stomatoglossitis
7	intraoral	8	oropharyngeal
9	oronasal	10	otorhinolaryngology
11	aglossia	12	angioplasty
13	anotia	14	antiondotalgic
15	arhinia，arrhinia	16	arterioplasty
17	paraplegia	18	paraplegic
19	bronchoplasty	20	bronchoplegia
21	cardioplasty	22	cardioplegia
23	cephaloplegia		

练习三　分析下列单词汉语翻译的特点

1	rhinorrhagia	鼻出血
2	ophthalmoneuritis	眼神经炎
3	ophthalmoptosis	眼球突出
4	stomatodynia	口腔痛
5	glossoscopy	舌检查
6	odontogram	牙面描记图

| 7 | odontoplasty | 牙整形术 |
| 8 | bronchoplegia | 支气管麻痹 |

练习四 医护英语考试高频词汇

1	xerophthalmia	干眼病
2	ophthalmology	眼科学
3	enophthalmos	眼球下陷
4	optics	光学
5	ocular	眼睛的;视觉的
6	oculist	眼科医生
7	rhinitis	鼻炎
8	glossitis	舌炎
9	plasty	成形术
10	quadriplegia	四肢瘫痪

第十七讲

生　殖

词根	andr(o)-	/ˈændr(ə)/	男,雄
	prostat(o)-	/ˈprɒstət(əʊ)/	前列腺
	gyn(o)-	/ˈɡaɪn(ə)/	女性的,女子的,妇科的
	men(o)-	/men(ə)/	月,月经
	uter(o)-	/ˈjuːtər(ə)/	子宫
	hyster(o)-	/ˈhɪstər(ə)/	
	metr(o)-	/ˈmetr(ə)/	
	mamm(o)-	/ˈmæm(ə)/	乳房,乳腺
	mast(o)-	/ˈmæst(ə)/	乳房,乳腺,乳突
	lact(o)-	/ˈlækt(ə)/	乳
	galact(o)-	/ˈɡəlækt(ə)/	乳,乳液
	embry(o)-	/ˈembrɪ(əʊ)/	胚胎
后缀	-plasia	/ˈpleɪʃɪə/	发育,发展,形成
	-pagus	/ˈpæɡəs/	联胎

示例

1　uterocervical　　　　　　子宫颈的

2　menarche　　　　　　　　月经初潮

3　androgyne　　　　　　　　雄雌体

4　uterotonic　　　　　　　　子宫收缩的

练习一 词语连线

1　prostatolith　　　　　　A　子宫脱垂

2　uterovaginal　　　　　　B　泌乳

3　hysteralgia　　　　　　　C　子宫阴道的

4　metroptosis　　　　　　　D　乳酸尿

5　mastocyte　　　　　　　　E　前列腺石

6　lactaciduria　　　　　　　F　子宫痛

7	lactation	G	胚胎
8	menostasia	H	乳腺
9	galactophore	I	肥大细胞
10	embryo	J	绝经

练习二 朗读下列单词并译成汉语

A

1	androcyte	2	androgen
3	andrology	4	andropathy
5	prostatalgia	6	prostatectomy
7	prostatism	8	prostatitis
9	prostatodynia	10	prostatomy
11	prostatosis	12	prostatorrhea
13	prostatometer	14	prostatotomy
15	gynecology	16	gynecologist
17	gynecological	18	gynecopathy
19	gynecoid	20	gynopathy
21	gynoplasty	22	menalgia
23	menhidrosis	24	menorrhea
25	menorrhalgia	26	uterodynia
27	uterogenic	28	uterography
29	uterolith	30	uterometer
31	uterometry	32	uteroplasty
33	uterosclerosis	34	uteroscope
35	uteroscopy	36	uterotomy
37	mammogen	38	mammogenesis
39	mammogenic	40	mammogram
41	mammoplasty	42	mammotomy
43	mammotropin	44	hysterogram
45	hysterograph	46	hysterography
47	hysterolith	48	hysterology
49	hysteroma	50	hysterometry
51	hysteropathy	52	hysteroptosis
53	hysteroscope	54	hysteroscopy
55	hysterotomy	56	metrocyte
57	metrodynia	58	metrography

59	metropathy	60	metroperitoneal
61	metrorrhagia	62	mastocytoma
63	mastocytosis	64	mastodynia
65	mastoid	66	mastopathia
67	mastopathy	68	mastoptosis
69	mastoplasty	70	galactemia
71	galactography	72	galactometastasis
73	galactometer	74	galactophoritis
75	galactorrhea	76	lactalbumin
77	lactase	78	lactiferous
79	lactogen	80	lactoglobulin
81	lactoprotein	82	lactorrhea
83	lactotropin	84	embryogenesis
85	embryography	86	embryoblast
87	embryoid	88	embryoism
89	embryologist	90	embryology
91	embryoma	92	embryonoid
93	embryoplastic	94	embryoscope
95	embryotome	96	embryotomy

B

1	cholecyst	2	hematocyst
3	lymphadenocyst	4	thrombocyst
5	cephalocyst	6	myelocyst
7	sarcocyst	8	toxicyst
9	endocyst	10	mesocyst
11	hydrocyst	12	lymphoplasia
13	erythroplasia	14	mammoplasia
15	amyoplasia	16	mastoplasia
17	dysplasia	18	encephalodysplasia
19	myelodysplasia	20	thyroaplasia
21	osteochondrodysplasia	22	dermatodysplasia
23	fibrodysplasia	24	fibroplasia
25	epidermodysplasia	26	hyperchondroplasia
27	dyschondroplasia	28	dysembryoplasia
29	acrocephalopagus	30	cephalopagus
31	cephalothoracopagus	32	prosopopagus

33　prosopothoracopagus

C

1	hysteromyoma	2	hysterocarcinoma
3	hysteromyomectomia	4	mastoiditis
5	mastocytosis	6	mastoidectomy
7	mastocarcinoma	8	embryotoxicity
9	trachelectomy	10	leukorrhea
11	adrenogenital	12	adenomyosis
13	endometrial	14	endometriosis
15	endoscopic	16	oxytocin
17	prostatocystitis	18	menouria
19	metrocystosis	20	metrofibroma
21	metroleukorrhea	22	metrolymphangitis
23	metrophlebitis	24	mammotroph
25	lactacidemia	26	galactophlebitis
27	galactotoxin		

练习三 分析下列单词汉语翻译的特点

1	gynandroblastoma	成雌雄细胞瘤
2	prostatomegaly	前列腺肥大
3	prostatoplasia	良性前列腺增生
4	prostatauxe	前列腺肥大
5	prostaticus	前列腺囊
6	meno-pause	更年期
7	uteroglobin	子宫球蛋白
8	hysteromyomectomy	子宫肌瘤切除术
9	galactolipid	半乳糖脂
10	gynandria	雌雄畸形
11	mentroendometritis	子宫肌层内膜炎
12	metromenorrhagia	子宫不规则出血合并月经过多
13	metroperitonitis	子宫腹膜炎
14	myeloradiculodysplasia	脊髓神经根发育不良
15	adrenocorticohyperplasia	肾上腺皮质增生
16	enterocyst	肠囊肿
17	hyperandrogenism	雄激素过多症
18	dysembryoma	畸胎瘤

| 19 | dysmenorrhea | 痛经 |
| 20 | hydrocholecystis | 胆囊积水 |

练习四 医护英语考试高频词汇

1	prostatectomy	前列腺切除术
2	gynecology（＝gynaecology）	妇科医学
3	menorrhagia	月经过多
4	hysterectomy	子宫切除术
5	uteritis	子宫炎
6	uterosalpingography	子宫输卵管造影术
7	endometritis	子宫内膜炎
8	mastitis	乳腺炎
9	galactic	乳汁的
10	embryology	胚胎学

颜　色

词根	chromat-	/ˈkrəʊmət/	色；染色质
	chrom-	/krəʊm/	
	melan-	/ˈmelən/	黑色,黑细胞
	nigr-	/ˈnɪgr/	
	xanth-	/zænθ/	黄色
	flav-	/fleɪv/	
	purpur-	/ˈpəpjʊər/	紫色
	poli-	/ˈpɒlɪ/	灰色
	glauc-	/glɔːˈkəʊmə/	青,灰绿
	auri-	/ˈɔːrɪk/	金,金色
	chrys-	/ˈkrɪs/	
	cyan-	/ˈsaɪæn/	蓝,绀,青,青紫;氰
	kyan-	/ˈkaɪən/	
	hyal-	/ˈhaɪəl/	透明
	rub-	/ˈruːb/	红色,发红
	rubi-	/ˈruːbɪ/	
	rube(o)-	/ˈruːbiːə/	
后缀	-chrome	/krəʊm/	色,色素

示例

1　chromatology　　　　　色彩学

2　melaniferous　　　　　含黑色素的

3　chromatolysis　　　　　染色质溶解

4　melanoblast　　　　　成黑素细胞

5　chromatophil　　　　　嗜染细胞

练习一　词语连线

1　chromatoblast　　　　　A　金疗法

2　leucocyte　　　　　　　B　发赤的,发红的

3	melanoma	C	红斑
4	erythema	D	青汗症
5	xanchromatic	E	成色素细胞
6	chlorophyll	F	白蛋白尿
7	aurotherapy	G	白细胞，白血球
8	cyanhidrosis	H	叶绿素
9	rubefacient	I	黄色的
10	albuminuria	J	黑素瘤

练习二 朗读下列单词并译成汉语

A

1	chromatogram	2	chromatin
3	chromatograph	4	chromatography
5	chromatology	6	chromatometer
7	chromaturia	8	chromatoscope
9	chromophore	10	chromosome
11	chromobacterium	12	chromocenter
13	chromocyte	14	chromodacryorrhea
15	chromodiagnosis	16	chromoflavine
17	chromogenic	18	chromogenesis
19	chromophototherapy	20	chromorhinorrhea
21	monochromatic	22	dichromatic
23	hypochromatism	24	amphochromophil, amphochromatophil
25	pleochromatism	26	hypochromasia
27	pleochromocytoma	28	leucocytosis
29	leucofluorescein	30	leukemia
31	leukemogenesis	32	leukin
33	leukencephalitis	34	leukoagglutinin
35	leukoblastosis	36	leukocidin
37	leukocytology	38	leukocytotherapy
39	leukocytotoxicity	40	leukokinetics
41	leucorrhea	42	leukorrhagia
43	leucopenia	44	leukocyturia
45	leukoderma	46	leukonychia
47	leukopoiesis	48	melanin

49	melanophore	50	melanemia
51	melanemesis	52	melanicterus
53	melanism	54	melanoblast
55	melanoacanthoma	56	melanoblastosis
57	melanodermatitis	58	melanogenesis
59	melanoleukoderma	60	nigra
61	nigrities	62	nigropallidal
63	nigrosin	64	nigrostriatal
65	melanoderma	66	erythroblastemia
67	erythroblastosis	68	erythrocin
69	erythromycin	70	erythropoietin
71	erythrocytometer	72	erythrocytopoiesis
73	erythrocyturia	74	erythrodermia
75	erythrogenesis	76	erythrokinetics
77	erythroleukemia	78	erythroparasite
79	erythrochloropia	80	megalerythema
81	cholerythrin	82	erythema
83	polycythemia	84	xanthophyll
85	xanthous	86	xanthine
87	xanthelasma	88	xanthematin
89	xanthinuria	90	xanthochromia
91	xanthophore	92	chromoprotein
93	xanthoprotein	94	xanthurenic acid
95	flavin(e)	96	flavone
97	flavescent	98	flavobacterium
99	flavivirus	100	flavoenzyme
101	flavonoid	102	flavoprotein
103	biliflavin	104	purpura
105	purpuric acid	106	purpurin
107	purpurinuria	108	poliocidal
109	poliomyelitis	110	poliodystrophy
111	poliovirus	112	glaucobilin
113	glaucoma	114	glaucosis
115	glaucosuria	116	chloride
117	chloramphenicol	118	chlorate
119	chlorellin	120	chloricacid

121	chloridimeter	122	chloridorrhea
123	chloriduria	124	chlorobacterium
125	chloroform	126	chloroma
127	chloroleukemia	128	chlorosis
129	chloruresis	130	aurotherapy，chrysotherapy
131	aurochromoderma，chrysoderma	132	aurothioglucose
133	aurothiomalate disodium	134	chrysiasis，auriasis
135	chrysomonad	136	aureomycin
137	chrysose	138	chrysanthemum
139	cyanosis	140	cyanopsia
141	cyanemia	142	cyanide
143	cyanobacterium	144	cyanocrystallin
145	cyanuria	146	cyanogenesis
147	hyalinization	148	hyalinosis
149	hyalinuria	150	hyalitis
151	hyalogen	152	hyaloplasm
153	hyaloserositis	154	hyaluronicacid

B

1	alba	2	albedo
3	albidus	4	albinismus
5	albino	6	albino rat
7	albuginea	8	albumen
9	albuminemia	10	albuminoreaction
11	albomycin	12	rubeosis
13	rubidomycin	14	rubiginous，rubiginose
15	rubor	16	rubratoxin
17	rubriblast	18	rubricyte
19	rubefaction	20	bilirubin，cholerythrin
21	monochrome	22	pentachromic
23	hexachromic	24	heptachromic

练习三 分析下列单词汉语翻译的特点

1	chromatolysis	染色质溶解
2	chromatopexis	色素固定
3	chromatophil	嗜染细胞
4	chromatophagus	噬色素

5	chromatoplasm	色素质
6	chromhidrosis	色汗症
7	chromoblastomycosis	着色芽生菌病
8	leukocidin	杀白细胞素
9	leukemogen	致白血病物质
10	leukomycin	氯霉素
11	leukocytolysin	白细胞溶素
12	leukocytotropic	趋白细胞的
13	leukovirus	白血病病毒
14	leukoscope	色盲检测镜
15	leukostasis	白细胞瘀滞
16	melanoblast	成黑素细胞
17	melanoameloblastoma	成黑素细胞瘤
18	melanophorin	黑素细胞刺激素
19	melanoplakia	黑斑病
20	melanoptysis	咳黑痰
21	erythroblastoma	成红细胞瘤
22	erythroblastopenia	幼红细胞减少症

练习四 医护英语考试高频词汇

1	chromatid	染色单体
2	chromatin	染色质
3	chromosome	染色体
4	melanocyte	黑素细胞
5	melena	黑便,黑粪
6	purpura	紫癜
7	cyanosis	紫绀
8	bilirubin	胆红素
9	cytochrome	细胞色素
10	euchromatin	常染色质

第十九讲

数 量

	centi-	/ˈsentɪ/	厘,百分;一百
	milli-	/mɪlɪ/	毫,千分之一
	deci-	/ˈdesɪ/	十分之一,分
	hemi-	/ˈhemɪ/	半,偏侧,单侧
	semi-	/ˈsemɪ/	一半
	homo-	/ˈhəʊmə/	相同,同等
	equi-	/ˈekwɪ/	相同,同等
	uni-	/ˈjuːnɪ/	一,单
	amb-	/ˈæmb/	两,复,双;两侧
	amb(i)-	/ˈæmb(ɪ)/	两,复,双;两侧
	amph(i)-	/ˈæmf(ɪ)/	两边,两侧;
	ampho-	/ˈæmfə/	两,二,双
	bi-	/ˈbaɪ/	二,两,双
	bis-	/bɪs/	二,两个,两次,双
	dipl(o)-	/ˈdɪpl(ə)/	双,成双,二个,二倍,二次
	dis-	/dɪs/	二,两,双
前缀	ter-	/tə/	三,三倍
	tri-	/trɪ/	三,三次
	tetra-	/ˈtetrə/	四
	quadr(i)-	/ˈkwɒdr(ɪ)/	四,四倍
	penta-	/ˈpentə/	五
	quin-	/kwɪn/	五
	sex-	/seks/	六
	hex(a)-	/ˈheksə/	六
	sept-	/sept/	七
	hept(a)-	/ˈheptə/	七
	octa-	/ˈɒktə/	八
	nov-	/nɒv/	九
	non-	/nɒn/	
	nona-	/ˈnɒnə/	
	ennea-	/ˈenɪæ/	九
	deca-	/ˈdekə/	十
	duode-	/ˈdjuːədiː/	十二

续　表

前缀	cent-	/sent/	百
	hecto-	/ˈhektə/	百
	kilo-	/ˈkɪlə/	千
	poly-	/ˈpɒlɪ/	多
	pleo-	/pliːə/	多
	pleio-	/plaɪəʊ/	
	pluri-	/ˈplʊərɪ/	多
	multi-	/ˈmʌltɪ/	多，多数
	olig(o)-	/ˈɒlɪg(əʊ)/	少，小
	pan(t)-	/pænt/	全，全部
	top-	/tɒp/	局部，位置

示例

1	semicanal	半管
2	unilateral	单侧的
3	teroxide	三氧化物

练习一　词语连线

1	tetracid	A	十维他
2	pentachromic	B	七肽
3	hexapod	C	多种组织的
4	heptapeptide	D	四价酸的
5	decavitamin	E	十二指肠X线（造影）照片
6	duodenogram	F	六足虫
7	polyclonal	G	五色的
8	pluritissular	H	少精子症
9	oligospermatism	I	二氧化物
10	dioxide	J	多细胞的

练习二　朗读下列单词并译成汉语

1	deciliter	2	hemiacardius
3	hemiacephalus	4	hemianesthesia
5	hemibladder	6	hemicardia
7	hemiglossectomy	8	heminephrectomy
9	hemiparalysis	10	hemisphere
11	hemivertebra	12	hemizygosity
13	semicanal	14	semicomatose

15	semiluxation	16	semimembranous
17	semiorbicular	18	semiparasite
19	semiplegia	20	semipronation
21	semisynthetic	22	equipotential
23	equivalence	24	monoarticular
25	monoblast	26	monobrachia
27	monocalcic	28	monocellular
29	monochroic	30	monochromatism
31	monoclonal	32	monocorditis
33	monogamy	34	monogen
35	monohydrated	36	monohormonal
37	monolayer	38	monomania
39	monomolecular	40	monomorphous
41	monomyositis	42	mononeuritis
43	monosexual	44	monostratified
45	monopodial	46	monopolar
47	monosynaptic	48	monogamy
49	monochrome	50	uniarticular
51	uniaural	52	uniaxial
53	unibasal	54	unicameral
55	unicuspid	56	unidirectional
57	unicornous	58	unicollis
59	unicentral	60	unicellular
61	unigerminal	62	unilateral
63	unilobar	64	unimodal
65	uninephrectomy	66	uniglandular
67	unilaminar	68	uninuclear
69	uniocular	70	unipotent
71	uniseptate	72	unisexual
73	haploidentity	74	haplopathy
75	haplophase	76	haplopia
77	haplotype	78	homobody
79	homonomous	80	homomorphic
81	homolysis	82	homolysin
83	homoplasty	84	homorganic
85	homosexual	86	homotransplant

87	homostimulation	88	homotopic
89	homothermal	90	ambidexterity
91	ambilateral	92	ambilevosity
93	ambisexual	94	amphocyte
95	amphogenic	96	amphodiplopia
97	amphotericity	98	amphomycin
99	biarticular	100	bibasic
101	biauricular	102	bicapsular
103	bicephalus	104	bicaudal
105	bicellular	106	bicipital
107	biconcave	108	bicornuate
109	bicoronal	110	bidental
111	bigerminal	112	bilateral
113	bilabial	114	bilobate
115	binaural	116	bipolar
117	bipus	118	biventricular
119	dirhinic	120	dihydrate
121	dioxide	122	dicalcic
123	dibasic	124	diatomic
125	diataxia	126	diplegia
127	diploblastic	128	diplophase
129	diploidy	130	diploid
131	diplococcal	132	diplocephalus
133	terchloride	134	ternitrate
135	teroxide	136	tertiary
137	tertigravida	138	tersulfide
139	triacid	140	triacetate
141	tribrachius	142	tricalcic
143	tricellular	144	tricephalus
145	trichromatism	146	tricipital
147	triploblastic，tridermic	148	tetrabasic
149	tetrachirus	150	tetrachloroethane
151	tetrabrachius	152	tetrablastic
153	tetrachromic	154	tetracyclic
155	tetracid	156	tetradactylous
157	tetragonum	158	tetrahydric

159	tetralogy	160	tetraerythrin
161	tetramazia	162	tetraotus
163	tetraparesis	164	tetrapeptide
165	tetrameric	166	tetraplegia
167	tetraploid	168	tetratomic
169	tetraxide	170	quadribasic
171	quadruped	172	quadrangle
173	quadruped	174	quadrisect
175	quadripolar	176	quadriplegia
177	quadriceps	178	quadridigitate
179	quadrilocular	180	quadrilateral
181	pentabromide	182	pentacyclic
183	pentad	184	pentabasic
185	pentachlorophenol	186	pentachromic
187	quinquecuspid	188	quintipara
189	quintuplet	190	quintuple
191	quinquevalent	192	quintan
193	sexdigitate	194	sexivalent
195	sextan	196	sextuplet
197	sextigravida	198	sextipara
199	hexagon	200	docosahexaenoicacid
201	benzenehexachloride	202	hexangle
203	hexennial	204	hexad
205	hexadactylia	206	hexahedron
207	hexapod	208	hexhydric
209	hexavitamin	210	hexaene
211	hexamer	212	hexamitiasis
213	septuplet	214	septennial
215	septavalent	216	septan
217	septipara	218	heptadactylia
219	heptgravida	220	heptachord
221	heptachromic	222	heptagon
223	heptad	224	heptapeptide
225	heptaene	226	octadecanoicacid
227	octet	228	octipara
229	octigravida	230	octagon

231	octan	232	octapeptide
233	octavalent	234	nonagon
235	nonipara	236	nonuple
237	nonan	238	nonapeptide
239	enneasyllable	240	enneagon
241	ennead	242	decavitamin
243	decamethonium	244	decacyclene
245	decapeptide	246	decaliter
247	decapoda	248	duodecagon
249	duodecimal	250	duodenal
251	duodenitis	252	duodenectomy
253	duodenogram	254	hectogram
255	hectoliter	256	hectometer
257	centesimal	258	centigrade
259	centiunit	260	milliampere
261	milligram	262	millisecond
263	milliliter	264	millimeter
265	millivolt	266	millennium
267	millipede	268	polyadenoma
269	polyclonal	270	polychromatosis
271	polycycli	272	polyarthric
273	polycyesis	274	polycentric
275	pleocaryocyte	276	pleochroism
277	polychromasia	278	pleokaryocyte
279	pleomastic	280	pleomorphic
281	pleomorphous	282	pleonotia
283	pleocytosis	284	plurihormonal
285	plurilocular	286	plurimenorrhea
287	plurinuclear	288	pluriorificial
289	pluripara	290	pluriparity
291	pluripolar	292	pluripotent
293	pluriresistant	294	pluritissular
295	plurivisceral	296	pluriglandular
297	multifunctional	298	multitude
299	multimedia	300	oligoamnios
301	oliguria	302	oligodactyly

303	oligodendria	304	oligodontia
305	oligogalactia	306	oligoarthritis
307	oligoastrocytoma	308	oligocystic
309	oligometallic	310	oligoovulation
311	oligospermatism	312	oligogenic
313	oligolecithal	314	oligomorphic
315	oligosynaptic	316	abiogenesis
317	abiosis	318	ablepharous
319	acardiac	320	acardia
321	abrachia	322	acaudate
323	acellular	324	acephalia
325	acephalopodia	326	acholia
327	acephalocyst	328	acholuria
329	achromatic	330	acrania
331	aglossia	332	akinesis
333	anamniote	334	anenterous
335	anephric	336	anamorph
337	anencephalus	338	anovaria
339	anovulation	340	anorganic
341	anotia	342	panarteritis
343	panangiitis	344	pancolitis
345	panchromatic	346	panbronchiolitis
347	pancystitis	348	pancytopenia
349	panendoscopy	350	panhyperemia
351	panhypogonadism	352	panhysterectomy
353	panleukopenia	354	panarthritis
355	panatrophy	356	panblastic
357	pancarditis	358	panagglutination
359	topochemistry	360	topological

练习三　分析下列单词汉语翻译的特点

1 quadriplegia　　　　　　四肢瘫痪

2 pleocytosis　　　　　　脑脊液细胞增多

3 duodenogram　　　　　　十二指肠 X 线（造影）照片

4 homostimulation　　　　同种刺激法

5 mononeuritis　　　　　　单神经炎

6	hemianesthesia	半身麻木,偏侧感觉缺失
7	oligoastrocytoma	少星形细胞瘤
8	panagglutination	泛凝集,全凝集

练习四 医护英语考试高频词汇

1	decibel	分贝
2	hemiplegia	偏瘫
3	hemisphere	半球
4	semifluid	半流质(的)
5	homogeneous	同种的,同源的
6	unicellular	单细胞的
7	tetraplegia	四肢瘫,四肢麻痹
8	quadrant	四分体
9	quadriplegia	四肢瘫痪
10	duodenum	十二指肠

方　位

前缀	supra-	/ˈsjuːprə/	上，在上
	infra-	/ˈɪnfrə/	下部，在下
	sub-	/sʌb/	
	fore-	/fɔː/	前
	ante-	/ˈæntɪ/	
	pre-	/prɪ/	
	post-	/pəʊst/	后，在后
	retro-	/ˈretrəʊ/	
	in-	/ɪn/	里（内）
	ex-	/eks/	外
	exo-	/eksəʊˈ/	

示例

1 supra-auricular　　　　　　耳上的

2 infracolic　　　　　　　　结肠下的

3 subabdominal　　　　　　腹下的

4 forebrain　　　　　　　　前脑

5 antecurvature　　　　　　轻度前屈

6 preaortic　　　　　　　　主动脉前的

7 postbrachial　　　　　　臂后部的

8 retrocollis　　　　　　　颈后倾

9 ingrowth　　　　　　　　向内生长，向内生长物

10　exanthrope　　　　　　体外病因

11　exoantigen　　　　　　外抗原

练习一　词语连线

1 epibulbar　　　　　　　A　细胞外的

2 supracostal　　　　　　B　前额

3	infraconstrictor	C	后白蛋白
4	subendothelium	D	眼球上的
5	forehead	E	内曲
6	antelocation	F	细胞内含物
7	prebase	G	咽下缩肌
8	postalbumin	H	（器官的）前移
9	retroauricular	I	舌根前部
10	incurvation	J	肋上的
11	endobronchitis	L	宫外孕
12	entocyte	M	内皮下膜
13	exfetation	N	支气管内膜炎
14	exocellular	O	耳后的

练习二 朗读下列单词并译成汉语

A

1	epineural	2	epinephros
3	epicardia	4	epicondylitis
5	epicostal	6	epimere
7	epispinal	8	epitheliitis
9	suprabulge	10	supraglenoid
11	suprarenalectomy	12	supraocular
13	supravergence	14	supratonsillar
15	suprarenalopathy	16	suprapelvic
17	infrabulge	18	infra-axillary
19	infraclass	20	infradentale
21	infraduction	22	infraglenoid
23	infraglottic	24	infrahyoid
25	subaxillary	26	subcentral
27	subcortex	28	subduction
29	subendothelial	30	sublobular
31	forearm	32	forebrain
33	foreconscious	34	forefoot
35	forehead	36	foreleg
37	forelimb	38	foretop
39	antebrachium	40	antecardium
41	antecubital	42	anteflexion

43	antelocation	44	antephase
45	anteriad	46	anterior
47	preadaptation	48	preadipocyte
49	prebacillary	50	prebase
51	prebladder	52	precentra
53	precostal	54	postaurale
55	postcapillary	56	postcentral
57	postcranial	58	postglomerular
59	postsplenic	60	postrenal
61	retroauricular	62	retrobulbar
63	retrocalcaneobursitis	64	retrodeviation
65	retroflexion	66	retroperitonitis
67	retrouterine	68	retrovesical
69	incurvation	70	incyclophoria
71	incyclotropia	72	inflection
73	endoabdominal	74	endobacillary
75	endoangiitis	76	endoappendicitis
77	endoarteritis	78	entoderm
79	entocyte	80	entodermic
81	entocornea	82	entorganism
83	entophthalmia，endophthalmitis	84	exanthrope
85	excyclophoria	86	excyclotropia
87	exoantigen	88	exocellular
89	exoerythrocytic	90	exogastritis
91	exonuclease	92	exopathic
93	exotoxin	94	exoskeleton
95	exotic	96	exogenous
97	forelock	98	anteprostate
99	precardiac	100	postalbumin
101	ingrowth	102	exfetation
103	entoplasm	104	subhepatic
105	posterior	106	subglossitis
107	forekidney	108	prehepatic
109	postcardiotomy	110	epigastralgia

B

1	epipharynx	2	supracerebellar

3	infracostal	4	subconsciousness
5	retroperitoneal	6	endoblast
7	exotoxin	8	excyclotropia
9	foreconscious	10	preadaptation
11	postcapillary	12	retroauricular
13	incurvation	14	entorganism

C

1	epicystotomy	2	epicentral
3	suprarenalism	4	supraintestinal
5	infrasonic	6	infratubal
7	sublinguitis	8	subneural
9	forewaters	10	foregut
11	anteprostate	12	anteflexed
13	prenasale	14	presynaptic
15	postauricular	16	posteriad
17	retrodisplacement	18	retrouterine
19	incyclophoria	20	inflection
21	endoneuritis	22	endosecretory
23	entocornea	24	entocranial
25	excretion	26	excyclotropia
27	exenzyme	28	exogenic

练习三 分析下列单词汉语翻译的特点

1	epigastralgia	上腹部痛
2	suprarenalectomy	肾上腺切除术
3	subglossitis	舌下炎
4	infraconstrictor	咽下缩肌
5	forekidney	前肾
6	anteprostatitis	前列腺前腺炎
7	preheptic	肝前的
8	postcardiotomy	心脏切开术后
9	retropharyngitis	咽后炎
10	infolding	内折
11	endoarteritis	动脉内膜炎
12	entocyte	细胞内含物
13	exoantigen	外抗原

| 14 | exanthrope | 体外病因 |

练习四 医护英语考试高频词汇

1	subacute	亚急性的
2	subclinical	亚临床的;症状不明显的
3	subcutaneous	皮下的
4	sublethal	亚致死的
5	sublingual	舌下的
6	antecedent	前体,先质
7	antecedent	前体,先质
8	preoperative	手术前的
9	retrograde	退行性的;逆行的
10	exotoxin	外毒素

医学术语中的常见问题

1. 医学术语的翻译

医学英语术语译成汉语时应注意下列几点。

（1）在一般情况下，汉语用词的次序与原文中词素的排列相同，如：

angioneurectomy	血管神经切除术
enterogastritis	肠胃炎
cholangiohepatoma	胆管肝瘤

（2）有时汉语用词的次序与原文中词素排列的次序相反，如：

agiocholitis	胆管炎（不是"管胆炎"）
lithonephrotomy	肾石切除术（不是"石肾切除术"）
adenolymphitis	淋巴管炎（不是"腺淋巴炎"）

（3）译成汉语时要具体化，也即是要加上原文所省去的具体器官组织的名称，如：

lithoscopy	膀胱石镜检法
gastromyotomy	幽门切开术
lymphotomy	淋巴管切开术

（4）要注意有少数词素可能同形异义，如：

myosis	瞳孔缩小（不是"肌病"）
lipostomy	口萎缩（不是"脂肪造口术"）
trachoma	沙眼（不是"气管肿瘤"）

2. 异体字

在医学术语中，异体字是较多的。除了上述各节所说的元音外，尚有如下一些异体字情况。

（1）c＝k

leucocyte＝leukocyte	白细胞

hyperglycemia＝hyperglykemia	高血糖
cephalin＝kephalin	脑磷脂

（2）ae＝e

haematocyte＝hematocyte	血细胞
peritonaeum＝peritoneum	腹膜

（3）oe＝e

oesophagus＝esophagus	食管
oedema＝edema	水肿
diarrhoea＝diarrhea	腹泻
amoeba＝ameba	阿米巴

（4）y＝ia

cardiopathy＝cardiopathia	心脏病
nephrectomy＝nephrectomia	肾切除术
cystotomy＝cystotomia	膀胱切除术
splenorrhaphy＝splenorrhaphia	脾修补术
pathology＝pathologia	病理（学）
endoscopy＝endoscopia	内窥镜检法

（5）is＝ia

enteroptosis＝enteroptosia	肠下垂
gastroectasis＝gastroectasia	胃扩张

3. 医学术语的复数

英语医学术语大多来自希腊、拉丁语，故常保留原希腊语或拉丁语的复数形式，常见的有下列几种：

（1）-osis—-oses

neurosis—neuroses	神经机能病
diagnosis—diagnoses	诊断

（2）-itis—-itides

gastritis—gastritides	胃炎
nephritis—nephritides	肾炎

（3）-oma—-omata

lipoma—lipomata（or lipomas）	脂肪瘤
fibroma—fibromata（or fibromas）	纤维瘤

（4）-on—-a

cephalon—cephala	头

encephalon—encephala 脑

(5) -us—-i

bronchus—bronchi 支气管

esophagus—esophagi 食管

(6) -a—ae

arteria—arteriae 动脉

trachea—tracheae（tracheas） 气管

(7) -um—a

cerebrum—cerebra（or cerebrums） 大脑

myocardium—myocardia 心肌(层)

(8) -ex,-ix—ices

appendix—appendices（or appendixes） 阑尾,附录

varix—varices 静脉曲张

练习参考答案

第三讲　神经、血管、肌

练习一　词语连线

　　1—B　2—H　3—C　4—F　5—J　6—A　7—D　8—E　9—I　10—G

练习二　朗读下列单词并译成汉语

　　A

　　1　神经炎　2　脉管炎　3　肌炎　4　神经机能病，神经官能症　5　血管病
6　神经瘤　7　血管瘤　8　肌瘤　9　神经瘤病　10　血管瘤病，多发性血管瘤
11　肌瘤病，多发性肌瘤

　　B

　　1　肌神经瘤　2　血管肌瘤　3　血管神经瘤　4　血管神经机能病　5　血管神
经病　6　肌神经机能病　7　神经血管瘤病　8　血管神经肌瘤，血管肌神经瘤

第四讲　胃、肠、肝、胆

练习一　词语连线

　　1—J　2—I　3—F　4—G　5—H　6—B　7—D　8—C　9—E　10—A

练习二　朗读下列单词并译成汉语

　　A

　　1　胃炎　2　胃病　3　肠炎　4　肝炎　5　肝机能病　6　肝细胞瘤　7　胆管
炎　8　胆管瘤

　　B

　　1　神经痛　2　肌痛　3　胃痛　4　肠痛　5　肝痛　6　神经痛　7　血管痛
8　肌痛　9　胃痛　10　肠痛　11　肝痛　12　胃出血　13　肠出血　14　肝出血
15　胃下垂　16　肠下垂　17　肝下垂

　　C

　　1　胃肠炎　2　胃肠下垂　3　胃肝炎　4　肠胃炎　5　肠肝炎　6　肝胃炎
7　血管神经痛　8　肌神经痛　9　胃肠痛　10　胃神经机能病，胃神经官能病
11　肠神经炎　12　肝胆管炎　13　胆管肝细胞瘤

第五讲　气管、支气管、肺

练习一　词语连线

　　1—J　2—I　3—B　4—G　5—F　6—E　7—D　8—C　9—H　10—A

练习二　朗读下列单词并译成汉语

　　A

　　1　气管炎　2　气管出血　3　气管痛　4　支气管炎　5　支气管出血　6　肺出血　7　肺病　8　肺炎

　　B

　　1　神经病　2　神经病学家　3　血管病　4　肌病　5　胃病　6　肠病　7　肝病　8　肺病　9　支气管病　10　气管病　11　病理学　12　病理学家　13　神经病学家　14　神经病学　15　肌学　16　肌病学家　17　胃病学　18　胃病学家　19　肝脏病学家　20　支气管病学　21　肠病学　22　肠病学家　23　肺病学　24　胃镜检查　25　胃镜医师　26　肠镜检查　27　支气管镜检查　28　气管镜检查　29　血管造影术　30　肌动描记法,肌组织X线照相术　31　胃动描记法　32　肠动描记法　33　肝搏动描记法,肝X线照相术　34　呼吸描记法　35　支气管造影术

　　C

　　1　气管支气管炎　2　气管支气管镜检查法　3　支气管肺炎,小叶性肺炎　4　肺肠炎　5　神经病理学　6　肺血管造影术　7　血管病理学

第六讲　心、动脉、静脉、脾

练习一　词语连线

　　1—D　2—E　3—H　4—A　5—B　6—J　7—F　8—C　9—G　10—I

练习二　朗读下列单词并译成汉语

　　A

　　1　心(脏)病　2　心(脏)下垂　3　心炎　4　心痛　5　心痛　6　心脏病学　7　心脏病学家　8　心动描记法　9　动脉炎　10　动脉搏动描记法　11　动脉学　12　动脉出血　13　动脉病　14　动脉病　15　静脉炎　16　(非炎性)静脉病　17　静脉痛　18　静脉搏动描记法　19　静脉学　20　静脉出血　21　静脉切开者　22　脾痛　23　脾痛　24　脾炎　25　脾X线照相术　26　脾瘤　27　脾病　28　脾下垂　29　脾出血

　　B

　　1　血管切开术　2　肌切开术　3　胃切开术　4　肠切开术　5　肝切开术　6　气管切开术　7　支气管切开术　8　肺切开术　9　心切开术　10　动脉切开术　11　静脉切开术　12　脾切开术　13　神经切除术　14　血管切除术　15　肌(部分)切除术　16　胃切除术　17　肠切除术　18　肝切除术　19　肺切除术　20　动脉切

除术　21　静脉切除术　22　脾切除术　23　血管造口术　24　胃造口术　25　肠造口术　26　肝造口术　27　气管造口术　28　支气管造口术　29　口痛　30　口痛　31　口炎　32　口腔学　33　口腔科医师　34　口(腔)病　35　口出血　36　口腔镜检查　37　口(腔)病　38　肌缝术　39　胃缝术　40　肠缝术　41　气管缝术　42　支气管缝术　43　肺缝术　44　心(肌)缝术　45　动脉缝术　46　静脉缝术　47　脾缝术

C

1　心神经机能病　2　心血管学　3　心血管造影术　4　动静脉切开术　5　静脉静脉吻合术　6　脾肝炎　7　肝静脉炎　8　静脉瘤　9　静脉肌瘤病　10　血管神经切除术　11　血管神经切断术　12　心血管病　13　心肌缝术　14　非炎性心肌病　15　心肌炎　16　胃肠吻合术　17　胃肠切开术　18　胃胃吻合术　19　胃肌切开术　20　肠肠吻合术　21　肝脾炎　22　肝脾病　23　肝脾X线照相术　24　胆管胃吻合术　25　胆管小肠吻合术　26　胆管造口术　27　胆管切开术　28　肺支气管切开术　29　动脉肌瘤病

第七讲　肾、膀胱、胆囊、泌尿

练习一　词语连线

1—H　2—F　3—I　4—A　5—C　6—B　7—D　8—J　9—E　10—G

练习二　朗读下列单词并译成汉语

A

1　肾痛　2　肾切除术　3　肾炎　4　肾瘤　5　肾病学　6　肾病学家　7　肾X线造影术　8　肾病　9　肾下垂　10　肾缝术　11　肾病　12　肾造口术　13　肾切开术　14　膀胱痛　15　膀胱出血　16　膀胱炎　17　膀胱痛　18　膀胱造影术　19　膀胱下垂　20　膀胱缝术　21　膀胱切除术　22　膀胱镜检查　23　膀胱造口术　24　膀胱切开术　25　胆囊　26　胆囊痛,胆绞痛　27　胆囊切除术　28　胆囊炎　29　胆囊造影术　30　胆囊病　31　胆囊下垂　32　胆囊缝术　33　胆囊造口术　34　胆囊切开术　35　泌尿科学　36　泌尿科医师　37　尿路病　38　尿路病　39　尿路造影术

B

1　肌突出　2　胃膨出　3　肝突出　4　心突出　5　肺膨出　6　肾突出　7　膀胱突出　8　血管石　9　动脉石　10　静脉石　11　胃石　12　肝石,肝胆管结石　13　肠石　14　支气管石　15　心石　16　肺石　17　肾石　18　膀胱石　19　胆石　20　尿石　21　结石学　22　神经刀　23　肌刀　24　胃刀　25　肠刀　26　气管刀　27　支气管刀　28　动脉刀　29　静脉刀　30　膀胱刀　31　胃镜　32　肠镜　33　支气管镜　34　膀胱镜　35　肌动描记器　36　胃动描记器　37　肠动描记器

38　呼吸描记器　39　动脉搏动描记器　40　静脉搏动描记器　41　心动描记器

42　肾X线（造影）照片　43　肌动（描记）图　44　肠动描记图　45　肝X线照片

46　支气管造影照片　47　呼吸描记图　48　心动图,心动描记曲线　49　动脉搏动描记图,动脉造影照片　50　静脉搏动描记图,静脉造影照片　51　膀胱照片,膀胱造影照片　52　尿路照片,尿路造影照片　53　胆囊照片

54　神经病患者　55　肝病患者　56　心脏病患者

C

1　胆汁尿　2　气尿　3　小肠胆囊切开术　4　小肠胆囊吻合术　5　肝肾炎
6　胃肾炎　7　胆囊小肠缝术　8　胆囊小肠吻合术　9　胆囊胃吻合术　10　胆囊肾盂吻合术　11　膀胱石切除术　12　膀胱神经痛　13　脾肾下垂

第八讲　血液、细胞、红、白

练习一　词语连线

1—G　2—C　3—A　4—F　5—B　6—H　7—D　8—J　9—E　10—I

练习二　朗读下列单词并译成汉语

A

1　血液学家　2　血液病　3　血管石,血管壁结石　4　胃充血　5　肝充血
6　胆血症　7　肺充血　8　脾充血　9　肾充血　10　膀胱充血　11　淋巴（组织）瘤
12　淋巴学　13　淋巴（组织）病　14　淋巴管炎　15　淋巴管切除术　16　淋巴管学
17　淋巴管瘤　18　淋巴系造影术　19　血淋巴　20　细胞学　21　细胞学家
22　细胞囊　23　细胞口（原生动物）　24　血细胞　25　淋巴细胞　26　肌细胞
27　脾细胞　28　红细胞　29　血小板　30　血栓切除术　31　白细胞增多症

B

1　白细胞计数器　2　血小板计数器　3　血小板计数法　4　细胞计数器
5　细胞计数法　6　结石测定器　7　淋巴细胞减少　8　白细胞减少　9　白细胞增多　10　血小板减少

C

1　白细胞尿　2　红细胞尿　3　淋巴尿　4　红尿症　5　血细胞尿　6　血性淋巴尿　7　红白血病　8　血管瘤　9　血液病理学　10　淋巴管静脉炎　11　神经淋巴瘤病　12　血管淋巴瘤病　13　淋巴管瘤　14　血细胞学　15　淋巴细胞瘤　16　淋巴细胞瘤病　17　血栓（性）脉管炎,血栓（性）血管炎　18　血栓（性）动脉炎　19　血细胞计数器　20　血细胞减少　21　血细胞增多　22　血管瘤病,多发性血管瘤

第九讲　脑、头颅、脑膜、脊髓

练习一　词语连线

1—B　2—D　3—H　4—E　5—J　6—C　7—F　8—A　9—I　10—G

练习二　朗读下列单词并译成汉语

A

1　大脑炎,脑炎　2　脑学　3　脑瘤　4　脑病　5　头痛,脑痛　6　脑病 7　头充血,脑充血　8　头痛　9　头痛　10　头描记器　11　头(部)病　12　脑炎, 大脑炎　13　脑突出,脑膨出　14　脑造影照片,脑X线照片　15　脑照相术 16　脑石　17　脑学　18　脑瘤　19　脑病　20　脑出血　21　脑刀　22　脑切开术 23　脑(脊)膜炎　24　脑(脊)膜突出　25　脑膜(组织)细胞　26　脑(脊)膜缝术 27　脑(脊)膜出血　28　脑膜脑病　29　脑膜肺炎　30　脑膜脑炎　31　脑膜脑炎 32　脑脑膜炎　33　脑(脊)膜(纤维)瘤病,多发性脑(脊)膜瘤　34　脑脑膜炎　35　脑 脑膜病　36　脑脑膜膨出　37　脑心肌炎(病毒性)　38　脊髓痛　39　脊髓炎 40　脊髓突出　41　髓细胞,中幼粒细胞　42　脑脊髓炎　43　髓细胞瘤　44　脑脊 髓神经病　45　脑脊髓膨出　46　髓细胞血症　47　脊髓X线(造影)照片　48　脊 髓X线造影术,脊髓照相术　49　骨髓瘤　50　骨髓淋巴细胞　51　脊髓病,骨髓病 52　脊髓出血　53　脊髓缝合术　54　脊髓刀　55　脊髓切开术　56　脊髓脊膜炎 57　脑脊髓病　58　脑脊膜脑脊髓炎　59　脊膜脊髓炎　60　脊膜脊髓突出　61　脊 髓脊膜缝合术　62　神经硬化　63　血管硬化　64　肌硬化　65　心硬化　66　动脉 硬化　67　静脉硬化　68　肾硬化,肾硬变病　69　脑硬化　70　脑硬化　71　脊髓 硬化　72　巩膜炎　73　巩膜造口术　74　巩膜软化　75　胃软化　76　血管(壁)软 化　77　肌软化　78　肝软化　79　心肌软化　80　动脉软化　81　脾软化　82　肾 软化　83　脑软化　84　脑软化　85　脑膜软化　86　脊髓软化　87　胃的　88　肠 的　89　肝的　90　肾的　91　囊的,胆囊的,膀胱的　92　尿的　93　脑的　94　脊 髓的,骨髓的　95　石的　96　血的,补血的　97　胆的　98　口的　99　脾的 100　肝胃的　101　肝小肠的　102　胃肠的　103　胃肝的　104　血管石的　105　肝 肾的　106　肺的,肺炎的　107　气的,呼吸的　108　肺(与)胃的　109　胆囊的 110　胆石的　111　心动描记的　112　心肝的　113　心肾的　114　淋巴细胞的 115　细胞学的　116　心肺的　117　心痛的,胃灼痛的　118　肝肺的　119　出血的 120　血液病的　121　白细胞减少的　122　膀胱的　123　泌尿学科的　124　尿石 的　125　胆汁尿的　126　胆血症的　127　胆囊的　128　肾病的　129　肾石的 130　肾痛的　131　膀胱镜检查的　132　肠下垂的　133　气管镜检查的　134　支 气管镜检查的,支气管镜的　135　支气管病学的　136　神经病的　137　肌病的 138　肌动描记的　139　胃镜检查的,胃镜的　140　肠肌层的　141　脑病的 142　神经肌肉的　143　动脉硬化的　144　肾痛的　145　病理的　146　白细胞的 147　髓细胞的　148　神经炎的　149　胃炎的　150　肝肾炎的　151　支气管炎的 152　静脉炎的　153　心肌炎的　154　肾炎的　155　脾肾炎的　156　脑(脊)膜炎 的　157　脊髓炎的　158　神经的　159　气管的　160　支气管的　161　动脉的 162　血的　163　胃的,腹侧的　164　肠的,肠内的　165　心肌的　166　口的,小孔的　167　白细胞的　168　淋巴管的　169　病理学的　170　巩膜的　171　神经瘤的　172　肌瘤的　173　血管瘤的　174　动脉的　175　囊瘤的　176　淋巴管瘤的　177　淋巴瘤的　178　淋巴的　179　脑脊髓的　180　硬的,硬化的

第十讲　甲状腺、肾、腺、胰岛

练习一　词语连线

1—I　2—E　3—J　4—A　5—C　6—G　7—B　8—D　9—F　10—H

练习二　朗读下列单词并译成汉语

A

1　甲状腺病　2　甲状腺瘤　3　甲状腺机能病　4　甲状腺下移　5　甲状腺性心炎　6　肾的　7　肾胃的　8　肾造影术　9　肾病　10　肾上腺X线照片　11　肾上腺病　12　肾上腺的　13　肾上腺炎　14　肾上腺切除术　15　腺痛　16　腺切除术　17　腺炎　18　腺细胞　19　腺痛　20　腺学　21　腺淋巴瘤　22　腺瘤　23　腺软化　24　腺瘤刀　25　腺神经的　26　腺瘤的　27　腺上皮增生　28　腺肌瘤　29　腺肌瘤病　30　腺病　31　腺硬化　32　腺病　33　腺刀　34　腺的　35　淋巴结　36　淋巴结造影照片　37　淋巴结病　38　淋巴结切除术　39　淋巴结炎　40　淋巴瘤　41　淋巴瘤病　42　淋巴瘤的　43　淋巴结切开术　44　肾腺瘤　45　胃腺炎　46　肠腺炎　47　胰岛炎　48　胰岛瘤

B

1　支气管　2　血栓　3　淋巴栓　4　淋巴　5　巩膜　6　气管　7　岛,脑岛　8　心肌　9　大脑　10　脑素　11　胆红素　12　尿红素　13　肾上腺素　14　胰岛素　15　胰岛素血症　16　肾素　17　肾上腺素血症　18　肾上腺素尿　19　腺样的　20　脑质样的　21　肾样的　22　血管样的　23　心状的　24　静脉样的　25　脾样的　26　神经样的　27　肝质样的　28　囊样的　29　石样的　30　血样的　31　淋巴结样的　32　淋巴样的　33　淋巴瘤样的　34　肌样的　35　细胞样的　36　血栓样的　37　头状的　38　骨髓样的　39　骨髓瘤样的　40　胰岛素样的　41　淋巴组织切除术　42　淋巴样细胞　43　腺瘤样的　44　甲状腺,甲状的　45　甲状腺炎　46　甲状腺切除术　47　甲状腺切开术

C

1　甲状腺瘤　2　甲状腺下移　3　肾胃的　4　肾病　5　肾上腺炎　6　肾上腺切除术　7　腺学　8　腺神经的　9　胰岛炎　10　胰岛瘤　11　淋巴组织增生病　12　支气管淋巴结炎　13　胃分泌素　14　囊腺淋巴瘤　15　泌尿科医师　16　心肌病素质,心肌病倾向　17　囊腺瘤　18　红细胞增多症样的　19　髓鞘质瘤　20　胰岛素分泌异常的　21　脾髓增殖性脾大　22　硬化性腺炎　23　尿检查　24　血红蛋白计

第十一讲　骨、肉、皮肤、脂肪、纤维、癌、脓、毒

练习一　词语连线

1—I　2—D　3—J　4—G　5—A　6—C　7—B　8—E　9—H　10—F

练习二　朗读下列单词并译成汉语

A

1 骨炎　2 骨细胞　3 骨瘤样的　4 骨病　5 骨囊瘤　6 肉瘤病　7 软组织解剖学　8 肉瘤样的　9 肉样的　10 皮痛　11 皮肤病学家　12 皮肤切开术　13 皮肤的　14 皮肤神经机能病　15 皮痛　16 脂血症　17 脂肪切除术　18 脂肪血管瘤　19 脂肪疝　20 脂样的　21 脂肌瘤　22 纤维瘤切除术　23 纤维瘤　24 纤维脂瘤　25 纤维神经瘤　26 纤维囊瘤　27 癌　28 癌症学　29 癌肉瘤　30 癌血症　31 中毒性皮肤病　32 中毒性病　33 中毒　34 尿毒症　35 脓性肾炎　36 脓毒血症　37 脂神经细胞　38 脂瘤病　39 毒理学家　40 脂瘤样的　41 皮肤出血　42 皮肤病　43 癌的　44 脓性皮炎　45 脓囊肿　46 脓气囊肿　47 化脓症　48 脓性脾炎

B

1 成神经细胞　2 成神经细胞瘤　3 成血管细胞　4 成血管细胞瘤　5 成血管细胞的　6 成肌细胞　7 成肌细胞瘤　8 成心细胞　9 成血细胞　10 成淋巴细胞　11 成淋巴细胞瘤　12 成红细胞　13 成红细胞瘤　14 成红细胞血症　15 成白细胞　16 成白细胞瘤　17 成髓细胞　18 成髓细胞瘤　19 成髓细胞瘤病　20 成淋巴细胞　21 成骨细胞　22 成骨细胞瘤　23 成脂肪细胞瘤　24 成肌细胞　25 成皮细胞　26 成纤维细胞　27 成纤维细胞瘤　28 血管成纤维细胞瘤　29 纤维成淋巴管细胞瘤　30 淋巴溢　31 脓溢　32 脓溢的　33 胆汁溢　34 支气管黏液溢　35 胃液分泌过多　36 肝液分泌过多　37 膀胱黏液溢

C

1 肠泻　2 骨化病　3 肾胚细胞　4 皮血管镜检查　5 肌纤维变性　6 肺炎球菌毒素　7 囊性癌　8 肾盂积脓尿　9 成血细胞　10 淋巴毒血症　11 白细胞组织增生　12 硬皮病　13 纤维蛋白血症　14 胱氨酸　15 奎宁中毒　16 支气管淋巴结炎　17 髓鞘质病　18 胰岛素分泌异常的　19 尿性囊肿　20 正铁血红素　21 阻塞性静脉膨胀　22 甲状腺肿　23 自发性肌收缩　24 增殖腺炎

第十二讲　皮、耳

练习一　词语连线

1—J　2—G　3—D　4—I　5—F　6—A　7—B　8—E　9—H　10—C

练习二　朗读下列单词并译成汉语

A

1　耳痛　2　耳痛的,耳痛药　3　耳炎　4　耳炎的　5　耳的　6　耳石,耳沙　7　耳科学　8　耳科学家,耳科医师　9　耳科学的　10　耳神经痛　11　耳病　12　耳溢脓　13　耳出血　14　耳溢液　15　耳镜检查　16　耳镜　17　耳镜检查的　18　耳骨的　19　耳淋巴液溢　20　耳化脓症

B

1　内淋巴　2　内毒素　3　类内毒素　4　胃内的　5　气管内的　6　内皮　7　内皮炎　8　成内皮细胞瘤　9　内皮瘤　10　内皮肉瘤　11　成血管内皮细胞瘤　12　血管内皮瘤　13　淋巴管内皮瘤　14　淋巴管成内皮细胞瘤　15　血管内膜的　16　血管内膜炎　17　血管内膜　18　动脉内膜炎　19　动脉内膜　20　心内膜炎　21　心内膜　22　心肌内膜炎　23　血栓性心内膜炎　24　神经内膜炎　25　神经内膜　26　静脉内膜炎　27　骨内膜　28　骨内膜炎　29　动脉内膜血栓切除术　30　支气管黏膜炎　31　气管黏膜炎　32　膀胱黏膜炎　33　肠黏膜炎　34　胃黏膜炎　35　胃黏膜切除术　36　内皮肉瘤　37　内皮细胞增多　38　内皮(细胞)纤维瘤　39　内耳镜　40　内窥镜　41　内窥镜检查　42　腺周炎　43　血管周炎　44　血管周瘤　45　支气管周炎　46　胆管周炎　47　胆囊周炎　48　膀胱周炎　49　周细胞　50　周皮　51　周皮　52　周皮瘤　53　肠周炎,肠腹膜炎　54　气管周炎　55　胃周炎,胃腹膜炎　56　肝周炎　57　淋巴管周炎　58　肾周炎　59　静脉周炎　60　头周的　61　脑周的　62　耳周的　63　肾周的　64　动脉外膜炎,动脉周炎　65　心包切除术　66　心包缝术　67　心包造口术　68　心包切开术　69　心包炎　70　心包　71　心包周炎　72　心包(心)肌(心)内膜炎,全心炎　73　心内膜心包炎　74　心内膜心包心肌炎,全心炎　75　心心包炎　76　脓性心包炎　77　心包积气　78　心包积脓气　79　心包积血　80　脓气心包　81　脊髓膜炎　82　脊髓周造影术　83　神经束膜炎　84　神经束膜　85　骨膜瘤　86　骨膜病　87　骨膜缝术　88　骨膜刀　89　骨膜切开术　90　骨膜　91　骨膜炎　92　膀胱旁的　93　膀胱周炎　94　膀胱周组织　95　腺周炎　96　肝旁的　97　肝周炎　98　肾旁的,肾上腺的　99　肾周炎,肾上腺炎　100　肾旁的　101　神经旁的　102　脾旁的　103　骨周炎　104　甲状旁腺,甲状旁腺的　105　甲状旁腺切除术　106　甲状腺甲状旁腺切除术　107　腮腺炎　108　书写倒错　109　痛觉异常　110　排尿异常　111　泌胆障碍　112　大脑上的　113　膀胱上组织炎　114　上腹部的　115　上腹痛　116　上腹部　117　上腹缝术　118　上腹旁的　119　肾上腺素　120　肾上腺炎　121　肾上腺切除术　122　肾上腺素血　123　肾上腺瘤　124　上皮　125　成上皮细胞瘤　126　上皮样的　127　表皮　128　表皮炎　129　表皮的　130　表皮样的　131　表皮瘤,表皮生长物　132　神经上皮瘤　133　肌上皮　134　囊性上皮瘤　135　淋巴上皮瘤　136　甲状腺上皮瘤　137　腺上皮瘤　138　中肾瘤　139　动脉中层炎

140 静脉中层炎 141 肠系膜切除术 142 肠系膜缝术 143 肠系膜炎 144 肠系膜 145 胃系膜 146 心系膜 147 胆囊系膜 148 肺系膜 149 神经间质炎 150 间皮瘤 151 间皮

第十三讲 营养、力（无力）、感觉、紧张

练习一 词语连线

1—F 2—J 3—G 4—A 5—I 6—C 7—D 8—H 9—B 10—E

练习二 朗读下列单词并译成汉语

A

1 营养细胞 2 营养学 3 营养神经机能病 4 营养病 5 肌营养神经病 6 肌营养 7 血管营养神经病 8 血管营养的 9 营养障碍,营养不良 10 强壮的,有力的 11 肌力测量器 12 触觉测量器 13 张力 14 表面张力计 15 紧张 16 紧张的 17 张力描记器 18 张力(描记)图 19 张力计,血压计,眼压计 20 张力测量法 21 紧张 22 肌张力测量器

B

1 无心畸胎 2 无心(畸形) 3 无头(畸形) 4 无头畸胎 5 无头心(畸形) 6 无头心畸胎 7 无头无口(畸形) 8 无头的 9 无皮(畸形) 10 无脑脊髓(畸形) 11 无脑脊髓畸胎 12 无脊髓(畸形) 13 无脑(畸形) 14 无耳(畸形) 15 无口(畸形) 16 无肺(畸形) 17 无胃(畸形) 18 无口(畸胎) 19 去大脑的 20 无胆汁症 21 无胆汁的 22 淋巴液缺乏 23 淋巴球缺乏(血内) 24 头部血液缺乏 25 腺缺乏,腺机能不全 26 肾上腺机能缺失 27 肝机能缺失 28 非肝性的 29 无甲状腺,甲状腺机能缺失 30 无甲状腺性血症 31 无毒的 32 萎缩 33 肌萎缩 34 胃萎缩 35 脾萎缩 36 膀胱萎缩 37 脑萎缩 38 脊髓萎缩 39 皮萎缩 40 皮萎缩 41 皮萎缩病 42 心萎缩 43 无力,衰弱,虚弱 44 无力的,虚弱的 45 神经衰弱 46 神经衰弱的 47 血管无力 48 肌无力,肌衰弱 49 肌无力的 50 胃无力,胃弱 51 肾衰弱 52 脑萎弱 53 腺机能萎弱 54 感觉 55 感觉缺失,麻醉 56 感觉描记法 57 感觉学 58 感觉神经病 59 心感觉缺失 60 肌感觉缺失 61 知觉缺失测量计,麻醉度计 62 麻醉学 63 麻醉学家 64 触觉测量法 65 张力缺乏,弛缓 66 张力缺乏的,弛缓的 67 肌弛缓,肌张力缺乏 68 胃弛缓,胃张力缺乏 69 胆囊弛缓 70 肾上腺机能亢进 71 胆汁过多 72 肝机能亢进 73 血脂过多 74 脂肪过多 75 甲状旁腺机能亢进 76 血内凝血酶过多 77 甲状腺机能亢进 78 甲状腺机能亢进的 79 胃神经机能亢进 80 肥大 81 肥大的 82 脾大 83 淋巴结肥大 84 心肥大 85 肌肥大 86 肾肥大 87 高血压 88 张力过强,压力过高 89 高张的,高渗的 90 张力过强,压力过高 91 血管张力过强 92 肌张力过度 93 血肾上腺素过多,高肾上腺素血 94 神经机能亢

进 95 腮腺机能亢进 96 脾机能亢进 97 血小板过多 98 (促使)甲状腺机能亢进(作用) 99 痛觉减退 100 腺机能减退 101 肾上腺机能减退 102 胆汁过少 103 尿(内)胆汁过少 104 红细胞减少 105 肝机能减退 106 红细胞过少(症) 107 白细胞减少 108 血脂过少 109 脂肪过少 110 甲状旁腺机能减退 111 甲状腺机能减退 112 (促使)甲状腺机能减退(作用) 113 胃神经机能不足 114 血(内)凝血酶过少,低凝血酶血 115 肌张力减低 116 营养不足 117 低血压,血压过低 118 张力减退 119 张力减退 120 血管张力减退 121 感觉减退 122 肾上腺机能障碍 123 肝机能障碍 124 神经机能障碍 125 甲状腺机能障碍 126 排尿困难 127 营养障碍,营养不良 128 营养不良性神经病 129 血管营养障碍 130 肌营养障碍 131 心营养障碍 132 血营养障碍 133 骨营养障碍 134 张力障碍 135 张力障碍的 136 肌张力障碍 137 胆汁障碍

第十四讲 氧、氢、氯、碳、氨、酸

练习一 词语连线

1—C 2—F 3—A 4—D 5—H 6—E 7—I 8—J 9—B 10—G

练习二 朗读下列单词并译成汉语

A

1 脂酸血症 2 缺氧血症,血缺氧 3 缺氧血症的,血缺氧的 4 血酸过多 5 血氧过少 6 (组织内)氧过多 7 氧过少 8 氧化过度 9 低氧症 10 血氧测定器 11 氢化物 12 水合(作用) 13 积水性脑炎 14 积水性脑脑膜突出 15 脑积水 16 脑积水的 17 肝积水 18 积水性脑膜突出 19 脊髓积水 20 积水性腮腺炎 21 (体内)缺水 22 肾周积水 23 血内水分过多 24 氢氧化物 25 无水的 26 氯血症 27 氯化物测量器 28 氯化物 29 氯尿症 30 氯测定法 31 氯 32 氯化作用 33 氯(气)中毒 34 绿色淋巴瘤 35 绿色淋巴肉瘤 36 绿色瘤 37 氯量计(尿) 38 绿色骨髓瘤 39 绿色(肉)瘤 40 绿色骨髓肉瘤 41 氯尿 42 氢氯化物,盐酸化物 43 盐酸盐 44 氢化胆固醇 45 氢化胆碱 46 无盐酸的 47 血氯过多 48 尿氯过多 49 血氯过少,低氯血症 50 血氯过少的 51 尿氯过少 52 炭,木炭 53 碳水化合物,糖类 54 糖尿症,糖尿 55 碳酸定量器,二氧化碳定量器 56 碳酸定量法,二氧化碳定量法 57 碳 58 碳的 59 碳酸盐 60 碳化物 61 烃,碳氢化合物 62 碳氢化合物中毒 63 胺 64 氨基 65 胺尿 66 氨基脂 67 氨基髓磷脂 68 酸 69 酸血症 70 氨基酸尿 71 酸定量器 72 酸定量法 73 酸定量的 74 酸中毒 75 嗜酸细胞 76 酸尿 77 氨基酸血 78 氢酸 79 酸过多 80 尿氨酸过多 81 血氨基酸过多 82 血氨基酸过少,低氨基酸血 83 血酸过少 84 含氧酸 85 胆酸 86 氨基酸 87 盐酸 88 碳酸 89 血酸 90 尿

酸　91　脂酸血　92　脂酸尿　93　单肌炎　94　单神经的　95　单神经炎　96　单腺瘤　97　一价的,一原子的　98　单囊肿　99　单胃的,单腹的　100　一氢的　101　单肾的　102　单骨炎　103　单病的,局部病的　104　单耳的　105　二原子的,二价的　106　双头(畸形)　107　二腹的　108　两耳的

B

1　氧化过度　2　氢化物　3　水合作用　4　氢氧化物　5　氯化物　6　氢氯化物,盐酸化物　7　盐酸盐　8　碳水化合物,糖类　9　碳酸盐　10　碳化物　11　一氯化物　12　一氧化碳　13　二氧化碳　14　二水合物　15　脱氧作用　16　脱氯　17　脱水作用　18　去纤维蛋白法

C

1　脂酸血　2　脂酸尿　3　单胺尿　4　一氯化物　5　二酸　6　二胺　7　二氨基酸　8　二胺尿　9　二氯胺　10　二氢的　11　二氢胆固醇　12　脱氢胆酸

第十五讲　糖、蛋白(质)、球(蛋白)

练习一　词语连线

1—J　2—C　3—A　4—G　5—B　6—D　7—E　8—I　9—F　10—H

练习二　朗读下列单词并译成汉语

A

1　糖血(症)　2　糖脂　3　低血糖　4　糖溢　5　血糖缺乏　6　糖尿　7　无糖尿　8　尿糖定量器　9　高血糖　10　低血糖　11　皮肤糖分过多　12　氨基葡萄糖　13　低血糖的　14　低血糖病　15　蛋白　16　蛋白的　17　蛋白血(症)　18　蛋白(质)学　19　蛋白盐　20　蛋白尿(症)　21　类蛋白　22　蛋白脂　23　肌蛋白　24　神经蛋白　25　糖蛋白　26　脂蛋白　27　血蛋白过少　28　蛋白过少　29　蛋白过少的　30　血蛋白过多　31　蛋白缺乏症　32　白蛋白　33　白蛋白血症　34　白蛋白定量器　35　白蛋白定量法　36　白蛋白胆汁症　37　蛋白样的　38　白蛋白溢　39　白蛋白增多　40　白蛋白尿　41　肌白蛋白　42　血白蛋白过多　43　血白蛋白减少　44　酸白蛋白　45　酸白蛋白尿　46　球蛋白　47　肌红蛋白　48　血红蛋白计　49　血红蛋白　50　血红蛋白血症　51　血红蛋白胆汁　52　血红蛋计　53　血红蛋白测定法　54　血红蛋白尿　55　氧合血红蛋白　56　氧合血红蛋白计　57　碳酸血红蛋白　58　碳氧血红蛋白　59　球样的　60　球蛋白　61　球蛋白血症　62　球蛋白尿　63　肌球蛋白　64　神经球蛋白　65　肝球蛋白　66　血红蛋白溢　67　血红蛋白过多

B

1　固醇　2　类固醇　3　胆固醇　4　胆固醇血　5　胆固醇尿　6　血胆固醇过多　7　血胆固醇过少　8　二氢胆固醇　9　脱氢胆固醇　10　蛋白酶　11　胰岛素

酶　12　氧化酶　13　氧化酶的　14　水化酶　15　碳水化合物酶　16　脱氢酶　17　脱水酶　18　血管紧张素酶　19　酯酶　20　脂氧化酶　21　高血压蛋白酶　22　蛋白原　23　凝血酶原　24　凝血酶形成　25　纤维蛋白原　26　纤维蛋白原酶　27　毒原　28　甲状腺原的　29　内原的,内生的　30　胰岛素原的　31　无纤维蛋白血　32　高血压蛋白原　33　氧合酶　34　氧　35　氧化作用　36　氢　37　氢化酶　38　脱氢酶　39　氢化作用　40　脱氢作用　41　脱氧作用　42　血纤维蛋白原减少　43　神经发生　44　肌瘤形成　45　肾发生　46　结石形成　47　血产生　48　细胞发生　49　白细胞形成　50　骨髓发生　51　骨生成,骨发生　52　肉瘤生成　53　脂生成　54　头部形成　55　生脓　56　氢化物　57　糖原　58　糖原酶　59　糖原病　60　动脉生成　61　血管生成　62　神经病发病机理　63　疼痛产生　64　心脏发生　65　衰弱发生　66　感觉发生　67　发生感觉的　68　氧化过度　69　血纤维蛋白原过少　70　形成血栓的　71　血栓形成　72　淋巴生成　73　生脓的　74　产生白蛋白的　75　血红蛋白生成的　76　细胞发生的　77　骨髓性的　78　甲状腺原的　79　肾原性的　80　神经原性的　81　尿原的,生尿的　82　血原性的　83　引起出血的　84　成淋巴的,淋巴原的　85　结石形成的　86　心原性的　87　肠生的　88　肝原性的　89　血管原性的　90　胃原性的　91　病原的,致病的　92　产生疼痛的　93　生糖的　94　非肝原性的　95　脾原性的　96　溶神经素　97　溶肝素　98　溶肾素　99　溶血素　100　溶细胞素　101　白细胞溶素　102　红细胞溶解素　103　溶甲状腺素　104　溶皮素　105　纤维蛋白溶酶　106　溶癌素　107　溶上皮素　108　溶白蛋白素　109　(细胞)内溶素　110　内皮溶素　111　溶血栓素　112　溶甲状腺的,破坏甲状腺的　113　溶解血栓的　114　松解神经的　115　溶血的　116　不溶血的　117　溶肝的,溶解肝细胞的　118　胃松解术　119　心松解术,心松离术　120　肾溶解,肾松解术　121　结石溶解　122　血细胞溶解　123　溶血　124　细胞溶解　125　血细胞溶解　126　红细胞溶解　127　白细胞溶解　128　血小板溶解　129　肌肉分解　130　脂肪分解　131　纤维蛋白溶解　132　白蛋白分解　133　上皮溶解　134　水解作用　135　糖原分解不足　136　糖原分解过度　137　(红)细胞溶解　138　肺松解术　139　血栓溶解　140　氨解作用　141　糖原分解

第十六讲　眼睛、嘴、鼻

练习一　词语连线

1—H　2—F　3—I　4—A　5—C　6—B　7—D　8—J　9—E　10—G

练习二　朗读下列单词并译成汉语

A

1　眼痛　2　眼科学　3　眼科医生　4　眼　5　眼球摘除术　6　眼炎　7　眼

炎 8 眼痛 9 眼石 10 眼球软化 11 眼肌炎 12 眼肌切开术 13 眼神经炎 14 眼病 15 眼球突出 16 眼出血 17 检眼镜 18 检眼镜检查 19 眼球切开术 20 眼睛的 21 眼科医生 22 眼 23 眼科治疗学 24 眼病 25 眼鼻的 26 口腔学 27 口腔出血 28 口腔病 29 口腔痛 30 口腔炎 31 口腔痛 32 口的 33 口红细胞 34 口腔病 35 口腔镜 36 口的 37 鼻音 38 鼻镜检查法 39 鼻痛 40 鼻水肿 41 鼻炎 42 鼻痛 43 鼻腔测量法 44 鼻石 45 鼻病 46 鼻病 47 牙垢,牙积石 48 牙科学,口腔科学 49 牙瘤 50 牙病 51 牙切开术 52 鼻镜检查 53 鼻切开术 54 鼻科学 55 鼻出血 56 舌 57 舌的 58 舌痛 59 舌切除术 60 舌炎 61 大舌病 62 舌痛 63 舌学 64 舌病 65 舌下垂 66 舌缝合术 67 舌检查 68 舌切除术 69 舌切开术 70 测瞳孔仪 71 瞳孔计 72 瞳孔测量法 73 视网膜镜 74 视网膜镜检查 75 牙痛 76 牙痛的 77 牙切除术 78 牙质原 79 牙生成 80 生牙的 81 牙面描记图 82 牙面描记器 83 牙描记法 84 牙样的 85 牙医师 86 牙病的 87 出牙

B

1 眼成形术 2 眼肌麻痹 3 眼皮肤的 4 瞳孔的 5 鼻子成形术 6 瞳孔反应消失 7 牙整形术 8 舌成形术

C

1 视神经脊髓炎 2 单眼的 3 单眼的 4 双眼的 5 眼鼻的 6 口舌炎 7 口内的 8 口咽的 9 口鼻的 10 耳鼻喉学 11 无舌 12 血管成形术 13 无耳 14 止牙痛的 15 无鼻 16 动脉成形术 17 截瘫 18 截瘫的 19 支气管形成术 20 支气管麻痹 21 贲门成形术 22 心脏停搏法,心脏麻痹法 23 头面肌麻痹

第十七讲 生殖

练习一 词语连线

1—E 2—C 3—F 4—A 5—I 6—D 7—B 8—J 9—H 10—G

练习二 朗读下列单词并译成汉语

A

1 雄母细胞 2 雄激素 3 男科学 4 男性病 5 前列腺痛 6 前列腺切除术 7 前列腺病态 8 前列腺炎 9 前列腺痛 10 前列腺切开术 11 前列腺病 12 前列腺液溢 13 前列腺测量仪 14 前列腺切开术 15 妇科学 16 妇科医生 17 妇科的 18 妇科病 19 具女性特点的 20 妇科病 21 女性生殖器成形术 22 痛经 23 月经代偿性出汗 24 行经 25 痛经 26 子宫痛 27 子宫原的 28 子宫造影术 29 子宫石 30 子宫测量器 31 子宫测量

法 32 子宫成形术 33 子宫硬化 34 宫腔镜 35 子宫镜检查 36 子宫切开术 37 激乳腺素 38 乳腺生成 39 刺激乳房发育的 40 乳房X线照片 41 乳房成形术 42 乳房切开术 43 促乳素 44 子宫X射线照片 45 子宫收缩描记器 46 子宫X射线摄影术 47 子宫石 48 子宫学 49 子宫瘤 50 子宫测量法 51 子宫病 52 子宫下垂 53 子宫镜 54 子宫镜检查术 55 子宫切开 56 母细胞 57 子宫痛 58 子宫造影术 59 子宫病 60 子宫腹膜的 61 子宫不规则出血 62 肥大细胞瘤 63 肥大细胞增多 64 乳痛症 65 乳头状的 66 乳腺病 67 乳腺病 68 乳房下垂 69 乳房成形术 70 乳血症 71 乳腺导管造影术 72 异位泌乳 73 乳液比重计 74 输乳管炎 75 溢乳 76 乳清蛋白 77 乳糖酶 78 生乳的 79 催乳素 80 乳球蛋白 81 乳蛋白质 82 乳溢 83 催乳素 84 胚胎发生 85 胚胎描记法 86 成胚细胞 87 胚状体 88 胚胎状态 89 胚胎学家 90 胚胎学 91 胚胎瘤 92 胚胎样的 93 胚胎形成的 94 胚胎发育观察器 95 碎胎刀 96 碎胎术

B

1 胆囊 2 血囊肿 3 淋巴结囊肿 4 血栓囊 5 头囊 6 脊髓囊肿 7 肉孢囊 8 毒丝泡 9 内囊 10 胆囊系膜 11 水囊肿 12 淋巴组织增生 13 增殖性红斑 14 乳房组织发育 15 肌发育不全 16 乳房组织增生 17 发育不良 18 脑发育异常 19 髓细胞发育不良 20 甲状腺发育不良 21 骨软骨发育不良 22 皮肤发育不良 23 纤维发育不良 24 纤维增生 25 表皮发育不良 26 软骨增殖过多 27 软骨发育不良 28 胚胎期发育不良 29 头顶部联胎 30 头联双胎 31 头胸联双胎 32 面部联胎 33 面胸联胎

C

1 子宫肌瘤 2 子宫癌 3 子宫肌瘤切除术 4 乳突炎 5 肥大细胞增多症 6 乳突切除术 7 乳房癌 8 胚胎毒性 9 子宫颈切除术 10 白带 11 肾上腺性生殖器的 12 子宫内膜异位 13 子宫内膜的 14 子宫内膜异位 15 内窥镜的 16 催产素 17 前列腺膀胱炎 18 月经尿 19 子宫囊肿形成 20 子宫纤维瘤 21 子宫白带 22 子宫淋巴管炎 23 子宫静脉炎 24 促乳素细胞 25 乳酸血症 26 授乳期静脉炎,股白肿 27 乳毒素

第十八讲 颜色

练习一 词语连线

1—E 2—G 3—J 4—C 5—I 6—H 7—A 8—D 9—B 10—F

练习二 朗读下列单词并译成汉语

A

1 色谱 2 染色质 3 色谱仪 4 色谱法,层析法 5 色彩学 6 比色计

7 色素尿 8 彩光折射率计 9 生色团 10 染色体 11 色素细菌 12 染色中心 13 色素细胞 14 血泪症 15 色素诊断法 16 吖啶黄 17 发色的,显色的 18 生色作用 19 色光疗法 20 有色鼻溢液 21 单色的 22 二色的 23 着色不足 24 两染细胞 25 多向色性 26 染色过浅 27 多色细胞瘤 28 白细胞增多 29 白荧光素 30 白血病 31 白血病发生 32 白细胞素 33 脑白质炎 34 白细胞凝集素 35 白细胞组织增生 36 杀白细胞素 37 白细胞学 38 白细胞疗法 39 白细胞毒性 40 白细胞动力学 41 白带 42 白带过多 43 白细胞减少症 44 白细胞尿 45 白斑病 46 白甲病 47 白细胞生成 48 黑色素 49 载黑色素细胞 50 黑血症 51 黑色呕吐 52 黑色黄疸 53 黑变病 54 成黑色素细胞 55 黑棘皮病 56 成黑色素增多病 57 黑皮炎 58 黑色素生成 59 黑白斑 60 黑质 61 黑变 62 黑质苍白球的 63 苯胺黑 64 黑质纹状体的 65 黑皮病 66 成红细胞血症 67 成红细胞增多 68 红霉素 69 红霉素 70 红细胞生成素 71 红细胞计 72 红细胞生成 73 红细胞尿 74 红皮病 75 红细胞发生 76 红细胞动力学 77 红白血病 78 红细胞寄生物 79 红绿视症 80 巨大红斑 81 胆红素 82 红斑 83 红血球增多 84 叶黄素 85 黄色的,黄色人种的 86 黄嘌呤 87 黄斑瘤 88 血黄素 89 黄嘌呤尿 90 皮肤黄染 91 黄色素细胞 92 色素蛋白 93 黄色蛋白 94 黄尿酸 95 黄素 96 黄酮 97 逐渐变黄的 98 黄杆菌 99 黄病毒属 100 黄素酶 101 类黄酮 102 黄素蛋白 103 胆黄素 104 紫癜 105 红紫酸 106 红紫素 107 尿紫素尿 108 杀脊髓灰质炎病毒的 109 脊髓灰质炎 110 灰质营养不良 111 脊髓灰质炎病毒 112 胆蓝素 113 青光眼 114 青光眼 115 青尿症 116 氯化物 117 氯霉素 118 氯酸盐 119 绿藻素 120 氯酸 121 氯化物定量器 122 氯性腹泻 123 氯尿症 124 绿菌属 125 氯仿 126 绿色瘤 127 绿色白血病 128 萎黄病 129 绿尿症 130 金疗法 131 金剂性皮肤变色 132 硫代葡萄糖金 133 硫代苹果酸金钠 134 金质沉着病 135 金滴虫 136 金霉素 137 金藻淀粉 138 菊花 139 发绀,黄萎病 140 蓝视症 141 绀血症 142 氰化物 143 藻青菌 144 蓝晶素 145 蓝色尿 146 生氰 147 透明样变化 148 透明变性 149 透明蛋白尿 150 玻璃体炎 151 透明蛋白原 152 透明质 153 透明性浆膜炎 154 透明质酸

B

1 白质 2 白色 3 微白色的 4 白化病 5 白化病者 6 白鼠 7 白膜 8 白蛋白 9 白蛋白血症 10 白蛋白反应 11 白霉素 12 发红,潮红 13 红比霉素 14 锈红色的 15 皮肤发红 16 红色青霉毒素 17 原红细胞 18 中幼红细胞 19 皮肤发红 20 胆红素 21 单色的 22 五色的 23 六色

的　24　七色的

第十九讲　数量

练习一　词语连线

1—D　2—G　3—F　4—B　5—A　6—E　7—J　8—C　9—H　10—I

练习二　朗读下列单词并译成汉语

1　分升　2　半无心畸胎　3　半无头畸胎　4　半身麻木　5　半膀胱　6　半心畸形　7　半舌切除术　8　半肾切除术　9　半身不遂　10　半球　11　半椎体　12　半合子状态　13　半管　14　半昏迷的　15　半脱位　16　半膜的　17　半圆形的　18　半寄生物　19　半身不遂　20　半旋前的　21　半合成的　22　等势,等位　23　等价,等值　24　单关节的　25　成单核细胞　26　单臂　27　一钙的　28　单细胞的　29　单色的　30　单色视觉　31　单克隆的　32　单声带炎　33　一夫一妻制　34　一价元素　35　一水化物的　36　单激素的　37　单层　38　单狂,偏狂　39　单分子的　40　单形的　41　单肌炎　42　单神经炎　43　单性的　44　单层的　45　单足的　46　单极的　47　单突触的　48　一夫一妻制　49　单色的　50　单关节的　51　单耳的　52　单轴的　53　单底的　54　单房的　55　单尖的　56　单向的　57　单角的　58　单颈的　59　单中心的　60　单细胞的　61　单胚的　62　单侧的　63　单叶的　64　单式的　65　单侧肾切除　66　单腺的　67　单层的　68　单核的　69　单眼的　70　单能的　71　单膈的　72　单性的　73　单倍同一性　74　单纯病　75　单倍期　76　单视　77　单体型　78　同体　79　同侧的　80　同形的　81　同种溶解　82　同种溶素　83　同种移植术　84　同种器官的　85　同性恋的　86　同种移植物　87　同种刺激法　88　同位的　89　恒温的　90　双手同利　91　两侧的　92　双手失利　93　两性的　94　两染细胞　95　两性生殖的　96　两眼复视　97　两性,酸碱兼性的　98　双霉素　99　双关节的　100　二碱的　101　双耳的　102　二囊的　103　双头畸胎　104　双尾的　105　双细胞的　106　二头肌的　107　双凹形的　108　双角的　109　双冠的　110　双牙的　111　双胚的　112　双侧的　113　双唇的　114　双叶的　115　二耳的　116　两极的　117　双足的　118　两心室的　119　双鼻腔的　120　二水合物　121　二氧化物　122　二钙的　123　二元的　124　双原子的　125　两侧共济失调　126　双侧瘫痪　127　二胚层的　128　二倍期　129　二倍性　130　两倍体　131　双球菌的　132　双头畸胎　133　三氯化物　134　三硝酸盐　135　三氧化物　136　第三的　137　第三胎孕妇　138　三硫化物　139　三酸价的　140　三醋酸盐　141　三臂畸胎　142　三钙的　143　三细胞的　144　三头畸胎　145　三色视觉　146　三头肌的　147　三胚层的　148　四碱价的　149　四手畸胎　150　四氯乙烷　151　四臂畸胎　152　四胚层的　153　四色的　154　四环的　155　四价酸的

156　四指的　157　四边形　158　四氢的　159　四联症　160　四红素　161　四乳　162　四耳畸胎　163　四肢轻瘫　164　四肽　165　四部分的　166　四肢麻痹　167　四倍体　168　四原子的　169　四氧化物　170　四元的　171　四足动物　172　四边形　173　四足动物　174　切为四分　175　四极的　176　四肢瘫痪　177　四头肌的　178　四指/趾的　179　四腔的　180　四边形的　181　五溴化物　182　五环的　183　五价根　184　五元的　185　五氯苯酚　186　五色的　187　五尖牙的　188　五产妇　189　五胎　190　五倍　191　五价的　192　第五天复发的　193　六指/趾的　194　六价的　195　六日周期的　196　六胎　197　第六胎孕妇　198　六产妇　199　六角形　200　廿二碳六烯酸　201　六氯化苯　202　六角　203　六年一度的　204　六部分体　205　六指/趾　206　六面体　207　六足虫,昆虫　208　六氢的　209　六合维生素　210　己烯　211　六聚体　212　六鞭虫病　213　七胎　214　七年一度的　215　七价的　216　每七日复发的　217　七产妇　218　七指/趾畸形　219　七孕妇　220　七弦琴　221　七色的　222　七角形　223　七价元素　224　七肽　225　七烯　226　硬脂酸　227　八角体　228　八产妇　229　第八次孕妇　230　八边形　231　每八日的　232　八肽　233　八价的　234　九边形　235　九产妇　236　九倍　237　每日再发的　238　九肽　239　九音节　240　九角形　241　九个一组　242　十维他　243　十烃季铵　244　十环烯　245　十肽　246　十升　247　十足目　248　十二角形　249　十二分算,十二进位　250　十二指肠的　251　十二指肠炎　252　十二指肠切除术　253　十二指肠 X 线（造影）照片　254　百克　255　百升　256　百米　257　百分之一的　258　百分度　259　百分单位　260　毫安培　261　毫克　262　毫秒　263　毫升　264　毫米　265　毫伏　266　千年　267　千足虫　268　多腺瘤　269　多细胞的　270　多染细胞增多　271　多环的　272　多关节的　273　多胎妊娠　274　多元的　275　多核细胞　276　多色现象　277　多染色性　278　多核细胞　279　多乳房的　280　多形的　281　多形的　282　多耳(畸形)　283　脑脊液细胞增多　284　多激素性的　285　多腔的　286　多次行经　287　多核的　288　多口的　289　多产妇　290　多胎产　291　多极的　292　多能的　293　多药抗性的　294　多种组织的　295　多脏器的　296　多腺性的　297　多功能的　298　多数,大量　299　多媒体　300　羊水过少　301　少尿症　302　少指/趾(畸形)　303　少突胶质　304　少牙(畸形)　305　乳汁减少　306　少关节炎　307　少星形细胞瘤　308　少囊的　309　少量金属的　310　排卵过少　311　少精子症　312　少基因的　313　少黄的(指卵)　314　少数发育型的　315　少突触的　316　无生源说　317　无生命　318　无睑的　319　无心的　320　无心畸形　321　无臂畸形　322　无尾的　323　无细胞的　324　无头畸形　325　无头无足畸形　326　无胆汁的　327　无头囊　328　无胆色素尿　329　无色的　330　无颅盖　331　无舌畸形　332　无动力　333　无羊膜动物 334 无肠的 335 无肾的 336 无性型 337 无脑儿 338 卵巢 339 无排卵 340 无机的 341 无耳畸形 342 全身动脉炎 343 全血管炎,全层血管炎 344 全结肠炎 345 全色的 346 全细支气管炎 347 全膀胱炎 348 全血细胞减少 349 全上消化道内镜检查法 350 全身充血 351 全性腺功能减退症 352 全子宫切除术 353 全白血胞减少 354 全身关节炎 355 全身萎缩 356 全胚层的 357 全心炎 358 泛凝集,全凝集 359 局部化学 360 拓扑的,局部的

第二十讲　方位

练习一　词语连线

1—D　2—J　3—G　4—M　5—B　6—H　7—I　8—C　9—O　10—E　11—N　12—F　13—L　14—A

练习二　朗读下列单词并译成汉语

A

1 神经弓上的 2 肾上腺 3 贲门上部 4 上髁炎 5 肋上的 6 上段(中胚层的) 7 脊柱上的 8 上皮炎 9 上凸部 10 关节盂上的 11 肾上腺切除术 12 眼上的 13 上转 14 扁桃体上的 15 肾上腺病 16 骨盆上的 17 (牙的)凸下面 18 腋下的 19 下纲 20 牙下点 21 下转 22 盂下的 23 声门下的 24 舌骨下的 25 腋下的 26 中央裂下的 27 下皮质 28 眼球下转 29 内皮下的 30 小叶下的 31 前臂 32 前脑 33 前意识的 34 足前段 35 额头 36 前腿 37 前肢 38 前额头发 39 前臂 40 腹上部 41 肘前的 42 前屈 43 (器官的)前移 44 (核分裂)前期 45 向前 46 前的 47 前适应 48 前脂肪细胞 49 细菌感染前的 50 舌根前部 51 膀胱口前腔 52 中枢前的 53 肋骨前的 54 耳廓后点 55 后毛细血管 56 中枢后的 57 颅后的 58 肾小球后的 59 脾后的 60 肾后的 61 耳后的 62 眼球后的 63 跟腱后囊炎 64 后偏 65 后屈 66 腹膜后隙炎 67 子宫后的 68 膀胱后的 69 内曲 70 内旋转隐斜 71 内旋转斜视 72 内屈 73 腹内的 74 杆菌内的 75 血管内膜炎 76 阑尾内膜炎 77 动脉内膜炎 78 内胚层 79 细胞内含物 80 内胚层的 81 内角膜 82 内寄生物 83 眼内炎 84 体外病因 85 外旋转隐斜 86 外旋转斜视 87 外抗原 88 细胞外的 89 红细胞外的 90 胃外膜炎 91 核酸外切酶 92 外因病的 93 外毒素 94 外骨骼 95 外来的 96 体外生长的 97 前额头发 98 尿道球腺 99 心前区的 100 后清蛋白 101 向内生长(物) 102 宫外孕 103 内浆 104 肝下的 105 后面的 106 舌下炎 107 前肾 108 肝前的 109 心脏切开术后 110 上腹部痛

B

1 咽上部 2 小脑上的 3 肋下的 4 下意识 5 腹膜后的 6 内胚层 7 外毒素 8 外旋转斜视 9 前意识的 10 前适应 11 后毛细血管 12 耳后的 13 内曲 14 内寄生物

C

1 上膀胱切开术 2 椎体上的 3 肾上腺功能障碍 4 肠上的 5 听域下的 6 管下的 7 舌下腺炎 8 神经下的 9 前羊水 10 前肠 11 尿道球腺 12 前屈的 13 鼻前点 14 突触前的 15 耳廓后的 16 向躯体后面 17 后移位 18 子宫后的 19 内旋转隐斜 20 内屈 21 神经内膜炎 22 内分泌的 23 内角膜 24 颅骨内的 25 排泄物 26 外旋转斜视 27 胞外酶 28 外源的

常用医学术语词素表

a

-a［ə］（表示阴性名词）

a-［ə，æ］无，缺

an-［ən］

acid-［'æsɪd］酸

acr-［ækr］肢端，尖端

actin-［'æktɪn］光线，射线

ad-［æd］近，在……上

-ad［əd］在……侧的

aden-［'ædɪn］腺

adip-［'ædɪp］脂肪

adren(al)-［æ'driːn(əl)］肾

aem-［iːm］血

aesthesi-［es'θiːzɪ］

-al［əl］（形容词后缀）

albumin-［æl'bjuːmɪn］白蛋白

alg(es)-［æl'dʒ(iːz)］痛

alkal-［'ælkəl］碱

all-［æl］异，别，障碍

allotri-［ə'ltrɪ］异

alveol-［æl'vɪəl］牙槽，小泡

ambi-［'æmbɪ］两，复，双

ambly-［'æmblɪ］迟钝，弱

amel-［'æmblɪ］釉质

amin-［'æmɪn］氨基

amph(i)［'æmf(ɪ)］两，两侧

amyl-［'æmɪl］淀粉

ana-［'ænə］向上，再，过度，离

andr-［æendr］男，雄

angi-［'ændʒɪ］管，血管，脉管

anis-［ə'naɪs］不同，不等

ankyl-［'æŋkɪl］ = ancyl-［'æŋkɪl］粘连，弯曲

ante-［'æntɪ］前

antero-［'æenterə］前

ant(i)-［'ænt(ɪ)］抗，防止，抑制

antr-［'æntr］窦

aort-［eɪ'ɔːt］主动脉

ap-［'æp］远，分离，脱

append(ic)-［ə'pend(ɪk)］阑尾

arachn-［ə'rækn］蛛网膜

arch-［ɑːk］直肠，肛门

arrhen-［ə'riːn］男，雄

arsen-［'ɑːsɪn］砷

arteri-［'ɑːtərɪ］动脉

arthr-［'ɑːθr］关节

-ase［eɪs］酶

-ate［eɪt，ɪt］（表示含氧酸的盐）

atel-［'ætɪl］发育不全

ather-［'æθər］粉瘤，动脉粥样硬化

atret-［ə'triːt］闭锁

-atrophy［'ætrəfɪ］萎缩

audi(t)-［'ɔːdɪt］听

auri-［'ɔːrɪ］耳

aut-［ɔːt］自己，自体

aux-［ɔːks］发育，促进

az(ot)-［'æz(ət)］氮，偶氮基

b

basill- ['bæsɪl，bə'sɪl] 杆菌

bacter- [bæk'tɪər] 细菌

balan- ['bælən] 龟头

bi- [baɪ] 二，两，双

bio- [baɪə] 生命

bili- ['bɪlɪ] 胆汁

blast-，-blast [blæst] 胚芽，成……细胞

blenn- [blen] 黏液

blephar- ['blefər] 眼睑，睑

brachi- ['brækɪ] 臂

brachy- ['brækɪ] 短

brady- ['brædɪ] 徐缓

bronch- [brɒŋk] 支气管

burs- [bɜːs] 黏液囊

c

cac- [kæk] 恶，有病

c(a)ec- [siːk] 盲肠

calc- [kælk]，calci-[kælsɪ]钙

calor- ['kælər] 热

cancer- ['kænsər] 癌

capillar(i)- ['kæpɪlər(ɪ)] 毛细管

capisul- ['kæpɪsjuːl] 囊，被膜

carb- [kɑːb]，carbon-['kɑːbən] 碳，炭

carcin- ['kɑːsɪn] 瘤

cardi- ['kɑːdɪ] 心，贲门

cary-，kary- ['kærɪ]（细胞）核

case- [keɪsɪ] 酪

cata- ['kætə] 下降，对抗

centesis [sen'tiːsɪs] 穿刺

cephal- ['sefəl] 头

cerat- ['serət] 角质，角膜

cerebr- ['serɪbr] 脑

cervic- ['sɜːvɪk] 颈，宫颈

chem- [kiːm]，chemic- ['kemɪk]化学

chlor- [klɔːr] 氯

chol(e)- ['kəʊl(ɪ)] 胆汁

choledoch- ['kɒlɪdɒk] 胆总管

chondr- [kɒndr] 软骨

chord- [kɔːd] 索，带

chori- ['kɔːrɪ] 绒毛膜，脉络膜

chrom(at)- ['krəʊmət] 色素

-chrome [krəʊm] 色素

chyl- [kaɪl] 乳糜

cocc- [kɒk] 球菌

c(o)eli- ['siːlɪ] 腹，体腔

cole- ['kɒlɪ] 阴道

col- [kəʊl] 结肠

colp- [kɒlp] 阴道

copr- [kɒpr] 粪便

cor(e)- ['kɔːr(ɪ)] 瞳孔

cortic- ['kɔːtɪk] 皮质

crani- ['kreɪnɪ] 颅

creat- ['kriːət] 肌

crin- [krɪn] 分泌

crypt- [krɪpt] 隐，隐窝

cule- [kjuːl]（表示"小"的意思）

cut- [kjuːt] 皮肤

cyan- [saɪən] 青，紫，绀

cycl- [saɪkl] 环，睫状体

cyes- [saɪ'iːs] 妊娠

cyst- [sɪst] 膀胱，囊，囊肿

cyt-，cyte-[saɪt] 细胞

d

dacry- ['dækrɪ] 泪

dactyl- ['dæktɪl] 指，趾

de- [dɪ]，des- [des]脱，去，解除

dent- [dent] 牙

derm(at)- ['dɜːm(ə)t] 皮肤

desm- [desm] 带，韧带

deut(er) ['djuːt(ə)] 第二，次，亚

dexi- ['deksɪ], dextr- ['dekstr] 右

di- [daɪ] 二,两,双

dia- ['daɪə] 通过,透过,分离

dipl- [dɪpl] 双,两

disc- [dɪsk] 盘

dors- [dɔːs] 背

drom- [drɒm] 行走,传导

duoden- [djuːə'diːn] 十二指肠

dur- [djʊər] 硬,硬脑膜

dynam- ['daɪnəm] 力,动力

-dynia ['dɪnɪə] 痛

dys- [dɪs] 不良,困难,障碍

e

ec- [ek], ect- [ekt] 在外,向外

echo- ['ekəʊ] 回音

-ectasis ['ektəsɪs] 扩张

-ectomy ['ektəmɪ] 切除术

-edema [iː'diːmə], -oedema [ɔiː'diːmə] 浮肿,水肿

electr- [ɪ'lektr] 电

em- [em], en-[en] 在内

-emesia [e'miːzɪə], -emesis ['emɪsɪs] 呕吐

-emia ['iːmɪə], haem- [hiːm] 血液

emphaxis [em'fræksɪs] 闭塞,阻塞

encephal- [en'sefəl], cephal['sefəl] 脑

end- [end], ent- [ent] 内,内膜,黏膜

enter- ['entə] 肠

eosin- ['ɪəsɪn] 曙红,伊红

ep(i)- [ep(ɪ)] 上,表,在外

epidemi- [epɪ'demɪ] 流行

erythr- [ɪ'rɪθr] 红

eso- ['esəʊ] 在内,向内

esthesi- [es'θiːsɪ], aesthesi- [es'θiːsɪ] 直觉,感觉

eth- [eθ] 乙

eu- [juː] 良好,正常

ex- [eks] 出,离,除

extra- ['ekstrə] 在外,额外

f

-facient ['feɪʃənt] 生成,……性的

faci- ['feɪʃɪ] 面,颜面

fasci- ['fæʃɪ] 筋膜,绷带

-ferous ['fərəs] 产生……的,含有……的

ferri- ['ferɪ] 正铁,高铁

fer-[fer] 亚铁,低铁

fibr- [faɪbr] 纤维

fibrin- ['faɪbrɪn] 纤维蛋白

fil- [fɪl] 丝线,丝虫

fistul- ['fɪstjʊl] 瘘管,瘘

flav- [fleɪv] 黄色

fluor- ['flʊər] 氟荧光

foet- [fiːt] 胎儿

follicul- [fə'lɪkjʊ] 滤泡

fung- [fʌŋg] 真菌,霉菌

funicul- [fjʊ'nɪkjʊl] 索,精索,脐带

g

galact(a)- [gə'lækt(ə)] 乳

gangli- ['gæŋglɪ] 神经节

gastr- ['gæstr] 胃

gen- [dʒen] 基因,生殖,遗传

-gen [dʒən] 原

-genesis ['dʒenɪsɪs] 生殖,发生,形成

genit- ['dʒenɪt] 生殖

gigant- [dʒaɪ'gænt] 巨大

gingiv- [dʒɪn'dʒaɪv] 牙龈

glauc- [glɔːk] 青

gli- [glaɪ] (神经)胶质

glob- [gləʊb] 红蛋白,珠蛋白

globul- ['glɒbjʊl] 球蛋白

glomerul- ['glɒmərjʊl] 肾小球

gloss- [glɒs] 舌

glott- [glɒt] 声门

gluc- [gluːk]，glyc- [glaɪk]糖，葡萄糖

gnath- [næθ] 颌

-gnosis [ˈgnəʊsɪs] 认识

gonad- [ˈgɒnəd] 生殖腺

-gram [græm] 图，描记图，照片

-graph [græf] 描记器

-graphy [ˈgrəfɪ] 描记法，照相术

granul- [ˈgrænjʊl] 颗粒，肉芽

gyn(ec)- [ˈdʒɪn(ˌɪk)] 女性

h

h(a)em(at)- [hɪm(ə)t]，(a)em- [iːm]血

-emia [ˈiːmɪə] 血症，充血

helc- [helk] 溃疡

helminth- [helˈmɪnθ] 蠕虫，肠虫

hemi- [ˈhemɪ] 半，偏，侧

hepat- [ˈhepət] 肝

hepatic- [hɪˈpætɪk] 肝管

hered- [ˈherɪd] 遗传

herni- [ˈhɜːnɪ] 疝，突出

heter- [ˈhetər] 异，不同

hidr- [hɪdr] 汗

hist- [hɪst] 组织

hol- [hɒl] 完全，总

hom(e)o- [ˈhəʊm(ɪ)əʊ] 同一，类似

horm(on)- [ˈhɔːm(ən)] 激素，内分泌

hydr- [haɪdr] 水，氢

hyper- [ˈhaɪpə] 上，过多，亢进

hypertrophy [haɪˈpɜːtrəfɪ] 营养不良

hyp(o)- [ˈhaɪp(əʊ)] 下，底下，过少，减退

hypophys- [ˈhaɪpəʊfɪz] 垂体

hyster- [ˈhɪstə] 子宫

i

-ia [ɪə] (表示疾病状态)

-iasis [ˈaɪəsɪs] 病

-iatrics [aɪˈætrɪks] 医学，疗法

-ic [ɪk] (表示形容词)

-ics [ɪks] 学，剂

icter- [ˈɪktə] 黄疸

-ide [aɪd] (表示无氧酸的盐)

ile- [ˈɪlɪ]回肠

ili- [ˈɪlɪ] 髂

immun- [ˈɪmjuːn] 免疫

-in [ɪn] 素，……质

infra- [ˈɪnfrə] 下部，下方

insul- [ˈɪnsjʊl] 胰岛

inter- [ˈɪntər] 内，相互

intra- [ˈɪntrə] 内，内部

iod- [ˈaɪəʊd] 碘

irid- [ˈɪrɪd]，irit- [ˈɪrɪt] 虹膜

ischi- [ˈɪskɪ] 坐骨

isch- [ˈɪsk] 闭止，郁阻

-ism [ɪzm] (表示疾病状态)中毒

iso- [ˈaɪsəʊ] 同种，同等

-ist [ɪst] 人员，者

-ite [aɪt] (表示亚硝酸盐)

-itis [ˈaɪtɪs] 炎

j

jejun- [dʒɪˈdʒuːn] 空肠

k

ket- [kiːt] 酮(基)

kine- [ˈkɪnɪ]，kinesi- [kaɪˈniːs]运动

l

labi- [ˈleɪbɪ] 唇

labyrinth- [ˈlæbərɪnθ] 迷路

lachry- [ˈlækrɪ]，lacri(m)- [ˈlækrɪ(m)]泪

lact- [lækt] 乳

l(a)ev- [liːv] 左，左旋

lal- [læl] 语言

lapar- [ˈlæpər] 腹

laryng- [ləˈrɪŋg] 喉

-lepsy [ˈlepsɪ] 发作

leuc-, leuk-[lju:k] 白

lien-[laɪ'iːn] 脾

lingu-['lɪŋgjʊ] 舌

lip-[lɪp] 脂

lith-[lɪθ] 石,结石

log-[lɒg] 语言

-logy['lədʒɪ] 学

lox-[lɒks] 斜

lumb-[lʌmb] 腰

lute-['luːtɪ] 黄色

lymph(at)-['lɪmf(ət)] 淋巴

lys-[laɪs] 溶解

-lysis['lɪsɪs] 溶解,松解

-lytic['lɪtɪk] 溶解的

-lyte[laɪt] 溶质

m

macr-[mækr] 大,巨

mal-[mæl] 不良,恶劣

malac-[mə'leɪs] 软化

mamm-[mæm] 乳房

mammil-[mæ'mɪl] 乳头

mast-[mæst] 乳房,乳腺

maxill-['mæksɪl] 上颌

medull-[me'dʌl] 髓,髓质

mega(l)-['megə(l)] 巨大

-megaly['megəlɪ] 大

men-[men] 月经

melan-['melən] 黑色

mening-[me'nɪŋ] 脑膜,脊髓膜

mes-[mes] 正中,中层,系膜

meta-['metə] 变化,偏,旁,后,晚

-meter['mɪtə] 表,计,测量器

-metry['mɪtrɪ] 测量法

metr-[mi:tr] 子宫

micr-[maɪkr] 微,小

-mimetic[mɪ'metɪk] 拟……的

mono-['mɒn] 单,一

morph-[mɒf] 形态

muc-[mju:k] 黏液,黏膜

multi-['mʌltɪ] 多,多数

myc(et)-['maɪs(ɪt)] 霉菌

myel-['maɪəl] 脊髓,骨髓

my-[maɪ] 肌

myx-[mɪks] 黏液

n

narc-[nɑ:k] 麻醉,麻木,昏糊

natr-[neɪtr] 钠

nas-[neɪs] 鼻

necr-[nekr] 死,坏死

neo-['niːəʊ] 新

nephr-[nefr] 肾

neur-[njʊər] 神经

noct-[nɒkt] 夜

non-[nɒn] 不,非,无

nor(m)-[nɔ:m] 正常

nos-[nɒs] 疾病

not-[nəʊt] 脊,背

nucle-['njuːklɪ] 核

nulli-['nʌlɪ] 无

nyct-[nɪkt]

nymph-[nɪmf] 小阴唇

o

occipit-[ɒk'sɪpɪt] 枕骨

ochr-['əʊkr] 黄色

ocul-['ɒkjʊl] 眼

odont-[ɒ'dɒnt] 牙

(o)edema[iː'diːmə] 水肿

(o)esophag-[iː'sɒfəg] 食管

-oid[ɔɪd] ……样的,……状的

-ol[ɒl] 醇,酚

olig-['ɒlɪg] 少,缺乏

-oma['əʊmə] 瘤

-omatosis [əʊmə'təʊsɪs] 瘤病

omphal- ['ɒmfəl] 脐

onc-，onch- [ɒnk] 肿瘤

-one [əʊn] 酮

onych- ['ɒnɪk] 甲，爪

oophor- [əʊ'ɒfər] 卵巢

oo- ['əʊ'əʊ] 卵，蛋

ophthalm- [ɒf'θælm] 眼

op- [ɒp] 眼，视力

ops- [ɒps] 眼，视力

-opsy ['ɒpsɪ] 观察

opt- [ɒpt] 眼，视力

or- [ɔː] 口，血清

orbit- ['ɔːbɪt] 眼眶

orch(i)- ['ɔːkɪ] 睾丸

orchid- ['ɔːkɪd] 睾丸

orth- [ɔːθ] 真，正，整顿

oscche- ['ɒskɪ] 阴囊

-ose [əʊs] 糖

-osis ['əʊsɪs] 病，增多症

oss(e)- ['ɒs(ɪ)] 骨

oste- ['ɒstɪ] 骨

ot- [əʊt] 耳

oul- [uːl] 龈，疤痕

-ous [əs] 形容词后缀

ov- [əʊv] 卵

ovari [əʊ'vɪərɪ] 卵巢

ox(y)- ['ɒks(ɪ)] 氧，酸

p

pachy- ['pækɪ] 硬，厚

palat- ['pælət] 腭

pancreat- ['pæŋkrɪət] 胰

pan(t)- ['pæn(t)] 全，全部

papill- [pə'pɪl] 乳头

par(a)- ['pær(ə)] 旁，周围，副，异常

-para ['pærə] 产妇

parotid- [pə'rɒtɪd] 腮腺

parot- ['pærəʊt] 腮腺

patell- [pə'tel] 髌骨

path- [pæθ] 病

-path [pæθ] 患者

-pathy ['pəθɪ] 病

pecil- ['pesɪl] 异，变，不规则

-pect(or)- ['pekt(ər)] 胸

ped- [piːd] 儿童

pedi(a)- ['piːdɪ(ə)] 儿童

pellagr- [pə'lægr] 糙皮病

pelv(i)- ['pelv(ɪ)] 骨盆，肾盂

pelyc- ['pelɪk] 骨盆

-penia ['piːnɪə] 减少

peps- [peps]，pept- [pept] 消化

per- [pɜː] 经过，非常，每

peri- ['perɪ] 周围，外膜

periton- [perɪ'təʊn]，peritone- [perɪ'təʊnɪ] 腹膜

-pexy ['peksɪ] 固定术

phac- [fæk] 晶状体

phag- [fæg] 吞噬

phalang- ['fæləŋg] 指，趾，节骨

pharmac- ['fɑːmək] 药

pharyng- [fə'rɪŋg] 咽

phen- [fiːn] 苯(基)，酚

phil- [fɪl] 爱好

-philia ['fɪlɪə] 嗜，亲

phleb- [fleb] 静脉

phlog- [fləʊg] 炎症

phlycten- ['flɪkten] 水疱，疱

phob- [fəʊb] 恐怖

phon- [fəʊn] 声音

phor- [fɒr] 携带，传播

phosph- [fɒsf] 磷

phot- [fəʊt] 光，照相

phren- [fren] 精神，膈

phys- [faɪs] 气，空气

physic- ['fɪzɪk] 物理，身体

physi- ['fɪzɪ] 生理

piez- [paɪ'iːz] 压力

pil- [paɪl] 毛，发

pituit- [pɪ'tjuːɪt] 垂体

plan- [plæn] 平面，扁平

plasm- [plæzm] 血浆，浆

plast- [plæst] 形成

-plasty ['plæstɪ] 成形术，整形术

-plegia [pliː'dʒɪə] 麻痹，瘫痪

pleo- ['pliːəʊ], pleio- ['plaɪəʊ] 多

pleur- [plʊər] 胸膜

pluri- ['plʊərɪ] 多

pne- [niː] 呼吸

-pnea [pniːə] 呼吸

pneum(at)- ['njuːm(ət)] 呼吸，空气，肺

pneumon- [njuː'məʊn] 肺

pod- [pɒd] 足

-poiesis [pɔɪ'iːsɪs] 形成

-poietic [pɔɪ'etɪk] 形成的

poikil- ['pɔɪkɪl] 异，变，不规则

poli- ['pɒlɪ] 灰，灰质

pollaki- [pɒ'lækɪ] 频

poly- ['pɒlɪ] 多

post- [pəʊst] 后

poster- ['pɒstə] 后

pre- [priː] 前

presby- ['prezbɪ] 老年

pro- [prəʊ] 前，原，早

proct- ['prɒkt] 直肠，肛门

proio- ['prəʊɪəʊ] 过早

prosop- [prə'səʊp] 面部

prostat- ['prɒsteɪt] 前列腺

prote- ['prəʊtiː] 蛋白（质）

proto- ['prəʊtəʊ] 第一，原始

pseud- [psjuːd] 假，拟

psych- [saɪk] 精神

-ptosis ['ptəʊsɪs] 下垂

ptyal- ['ptaɪəl] 唾液

-ptysis ['ptɪsɪs] 咳

pub- [pjuːb] 耻骨

pulm(on)- ['pʌlm(ən)] 肺

py- [paɪ] 脓

pycn-＝pykn- [pɪkn] 重，固缩，频繁

pyel- ['paɪəl] 肾盂

pyle- ['paɪlɪ] 门静脉

pylor- ['paɪlə] 幽门

pyr- ['paɪər] 热，焦（化学）

r

rachi- ['reɪkɪ] 脊椎，椎管

radi- ['reɪdɪ] 放射，无线电

radicul- [re'dɪkjʊl] 神经根

rect- [rekt] 直肠

ren- [riːn] 肾

adren- [ə'driːn] 肾上腺

reticul- [re'tɪkjʊl] 网状

retin- ['retɪn] 视网膜

retra- ['retrə] 四

retro- ['retrə] 后，退，逆

rhabdo- ['ræbdəʊ] 横纹，杆状

rhin- [raɪn] 鼻

rhiz- [raɪz] 根

rhomb- [rɒmb] 菱形

rib- [raɪb] 核糖

roentgen- ['rɜːntgen] X 线

-rrhagia ['reɪdʒɪə] 出血

-rrhaphy ['rəfɪ] 缝合术

rrhexis ['reksɪs] 破裂

-rrh(o)ea ['riːə] 漏出，流

s

sacchar- ['sækə] 糖

sacr- [seɪkr] 骶骨

salping- ['sælpɪŋ] 输卵管,咽鼓管

sangui- ['sæŋgwɪ] 血

sarc- [sɑːk] 肉

scapul- ['skæpjʊl] 肩胛骨

scat- [skæt] 粪

-schisis ['skɪsɪs] 裂

schist- [skɪst] 裂

schiz [skɪz] 分裂

scler- [sk'lɪə] 硬,巩膜

scoli- ['skəʊlɪ] 弯曲,侧凸

scop- [skəʊp] 镜

-scope [skəʊp] 镜

-scopy ['skəpɪ] 镜检法,检查

seb- [siːb] 皮脂

semi- ['semɪ] 半

sept- [sept], seps- [seps] 腐败

ser- [sɪər] 血清

sial- [saɪəl] 唾液

sigmoid- [sɪg'mɔɪd] 乙状结肠

silic- ['sɪlɪk] 矽,硅

sinistr- ['sɪnɪstr] 左

sin- [saɪn], sinu- ['saɪnə], sinus- ['saɪnəs] 窦

som(at)- ['səʊm(ət)] 体,躯体

somn- [sɒmn] 睡眠

spasm- [spæzm] 痉挛

spectr- [spektr] 光谱

sperm(at)- ['spɜːm(ət)] 精子

sphygm- [sfɪgm] 脉搏

spir- [spaɪər] 螺旋形,呼吸

splen- [spliːn] 脾

spondyl- ['spɒndɪl] 脊椎

spongi- ['spɒndʒɪ] 海绵

spor- [spɔː] 孢子,芽孢

staphyl- ['stæfɪl] 葡萄,球菌,悬雍垂

-stasis ['stæsɪs] 停滞,郁滞

-stat [stæt] 制……剂

-static ['stætɪk] 制……的

staxis- ['stæksɪs] 出血

stear- ['stɪər] 脂肪

steat- ['stiːət] 脂肪

sten- [sten] 狭窄

-stenosis [stɪ'nəʊsɪs] 狭窄

sterc- [stɜːk] 粪

stereo- ['sterɪə] 固,立体

steril- ['sterɪl] 无菌,不育

stern- [stɜːn] 胸骨

steth- [steθ] 胸部

sthen- [sθen] 力

stom(at)- ['stəʊm(ət)] 口,口腔

-stomy ['stəmɪ] 造口术,吻合术

strept- [strept] 链

sub- [sʌb] 下,亚,不足

sud- [suːd] 汗

sulf- [sʌlf] 硫,磺胺

super- ['sjuːpər] 上

supra- ['sjuːprə] 上,超

sym- [sɪm], syn- [sɪn] 共同

syndesm- [sɪn'desm] 韧带

syring- [sɪ'rɪŋg] 管

t

tachy- ['tækɪ] 迅速

tars- [tɑːs] 睑板

-taxis ['tæksɪs] 趋向,协调

tempor- ['tempər] 颞

tend- [tend] 腱

ten- [ten], ton- [tɒn] 紧张,张力

terat- ['terət] 畸形

test- [test] 睾丸

thalam- ['θæləm] 丘脑

thel- ['θɪl] 乳头

theli- ['θɪlɪ] 皮

-therapy ['θerəpɪ] 疗法

therm- [θɜ:m] 热

thorac- ['θɒrək] 胸腔,胸

thromb- [θrɒmb] 血栓,血小板

thym- [θaɪm] 胸腺

thyr(e)- ['θaɪər(ɪ)], thyroid- ['θaɪrɔɪd] 甲状腺

timpan- ['tɪmpən] 鼓室

toc-, tok- [təʊk] 分娩

tom- [təʊm] 刀,切

-tome [təʊm] 刀

-tomy ['təmɪ] 切开术

top- [tɒp] 局部,位置

tox- [tɒks], toxic- ['tɒksɪk] 毒

trache- ['treɪkɪ] 气管

trachel- ['treɪkɪl] 颈部

trans- ['træns] 转,传,移

tri- [traɪ] 三

trich- [traɪk] 毛发

troph- [trɒf] 营养

-tropic ['trɒpɪk] 趋向,亲

trop- [trɒp] 趋向

typhl- [tɪfl] 盲肠,盲

typh- [taɪf] 伤寒

tyr- [taɪr] 干酪

u

ul- [ju:l] 龈,瘢痕

ultra- ['ʌltrə] 超,外

-um [əm] (表示中性的名词)

uni- ['ju:nɪ] 一,单

uran- ['jʊərən] 上颌

ureter- [jʊə'ri:tər] 输尿管

urethr- [jʊə'ri:θr] 尿道

ur- [jʊər] 尿

uric- ['jʊərɪk] 尿酸

-us [əs] (表示阳性名词后缀)

uter- ['ju:tər] 子宫

uvi- ['ju:vɪ] 紫外线

uvul- ['ju:vjʊl] 悬雍垂

v

vaccin- ['væksɪn] 疫苗

vagin- ['vædʒɪn] 阴道,鞘

vag- [veɪg] 迷走神经

valvul- ['vælvjʊl] 瓣膜

varic- ['værɪk] 静脉曲张

vas- [væs] 血管

ven- [vi:n] 静脉

ventr- [ventr] 腹

ventricul- [ven'trɪkjʊl] 室,脑室

vesic- ['vsɪk] 囊,水泡,膀胱

vill- [vɪl] 绒毛

vio- ['vaɪə] 紫

vir- ['vaɪə] 病毒

viscer- ['vɪsər] 内脏

visu- [vɪʒʊ] 视

vita ['vaɪtə] 生命

vulv- [vʌlv] 外阴

x

xanth- [zænθ] 黄

xero- ['zɪərəʊ] 干燥

xiph- [zɪf] 剑突

y

-yl [ɪl] 基

z

zym [zaɪm] 酶

参考文献

［1］（德）奥斯瓦尔德·斯宾格勒. 西方的没落［M］. 陕西：陕西师范大学出版社，2008.

［2］陈微益. 袖珍英汉医学词典［M］. 上海：上海科学技术出版社，2001.

［3］洪班信. 英语医学术语的特征［M］. 北京：北京大学医学出版社，2005.

［4］李定钧. 医学英语词汇学［M］. 上海：复旦大学出版社，2006.

［5］林承璋. 英语词汇学引论［M］. 武汉：武汉大学出版社，1998.

［6］刘治，倪传斌. 论医学英语中人名冠名术语的汉译［J］. 中国科技翻译，2000：3.

［7］孙庆祥. 医学英语术语学及应用［M］. 上海：复旦大学出版社，2005.

［8］唐清里. 英语医学词汇构词规律及记忆练习［M］. 合肥：安徽科学技术出版社，1986.

［9］杨明山. 医学英语术语教程［M］. 上海：上海中医药大学出版社，2006.

［10］周铁成. 医学英语特点剖析［M］. 北京：人民军医出版社，2000.